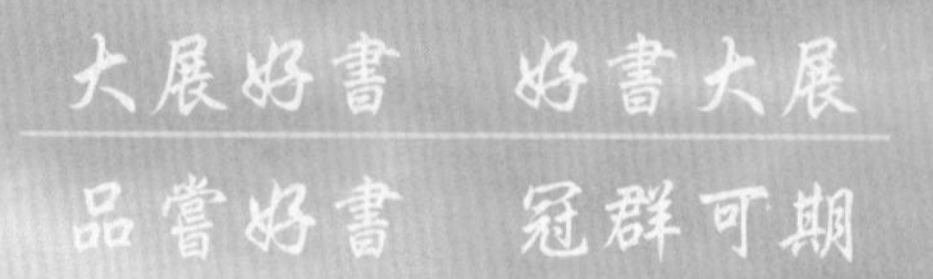
大展好書　好書大展
品嘗好書　冠群可期

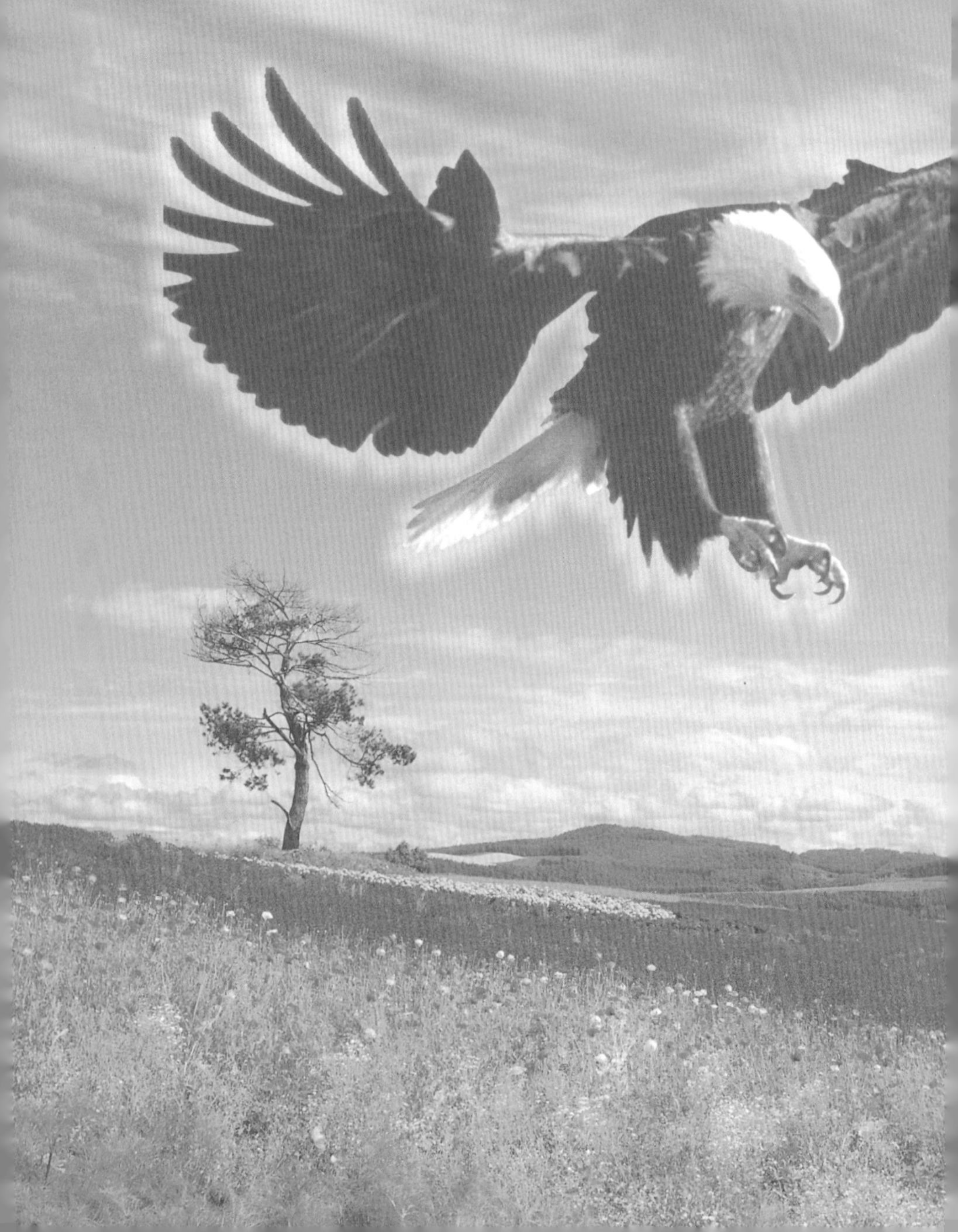

大展好書　好書大展

品嘗好書　冠群可期

休閒保健叢書 12

創傷骨折救護與康復

鍾杏梅 操少榮 李文軍 主編

品冠文化出版社

前　言

自從人類誕生之日起，就開始出現創傷。隨著社會的不斷進步和醫學護理的發展，人類已有許多疾病透過治療護理得到了有效控制，然而創傷卻隨著人類文明的發展而逐漸增多，因此，對於創傷骨折急救、護理和康復顯得尤為重要。

創傷骨折護理是以醫學知識技能和人文科學為基礎的一門學科，實踐性很強，它需要護士掌握多項學科知識和豐富的臨床經驗。

隨著醫學護理的發展，護理學已經從護「病」轉變到以護「人」為中心的整體護理模式，而整體護理在逐步推廣實施中也充分發揮了護理工作人員的積極性、主動性、創造性，也為骨科護理開闢了新的道路。護理工作人員在為病人提供優質服務的同時，對其進行科學有效的健康教育，既增強了整體護理效果，又提高了醫療護理品質。

本書就創傷骨折常見病、多發病等作為範疇，根據疾病症狀、發展狀況、處置等過程中出現的護理問題為依據，以病人為中心，以護理程式為框架，將救護、健康教育和康復的觀點貫穿於臨床護理全過程中。力求使本書在內容上具有較高的實用性、完整性和新穎性，對臨床護理工作有所幫助。

目　錄

緒論

護理學是醫學科學領域裏的一門綜合性應用科學，它的產生和發展是社會進步的必然結果，也是醫學科學發展不可缺少的重要組成部分。護理學的發展經歷了自我護理、家庭護理、宗教護理和職業護理過程後進入近代護理。

近代護理的形成從19世紀中葉開始，英國的弗洛倫斯· 南丁格爾首創科學的護理專業。在1853～1856年間的克里米亞戰爭中出現專門的戰傷護理，那是最早的創傷護理。

這以前，護理工作是由醫生和沒有受過護理訓練的軍事人員負責。南丁格爾救死扶傷的業績（英、俄、土耳其等國在克里米亞交戰，她率領38名婦女到前線醫院，夜以繼日的護理，使當時英國士兵死亡率由50%以上下降至2.2%）引起了社會上巨大反響，她強調了護理的重要作用，也使得人們對護理工作有了真正的認識和重視。南丁格爾由戰地救護的實踐經驗逐漸走向理性認識，在一定程度上由技藝上升到理論。於1860年在英國聖馬醫院創辦了世界上第一所護士學校，培養了第一批護理人員，並沿襲至今。

我國創傷醫學在19世紀以前，基本上是中醫骨傷科的發展史，19世紀以後西方醫學傳入中國，逐漸形成西醫創傷。在經歷了幾十年的努力後，人們對疾病和創傷的認識，已由生物醫學模式，轉變成現代生物、心理、社會醫學模式。即從生物學、心理學和社會學三個方面來研究人類疾病和健康，也使護理學概念由傳統的單純疾病護理，轉變為以人為中心的身心整體護理。創傷醫學在這一階段也逐漸形成一門獨立學科，並取得了巨大的發展。我國先後建立了一些創傷急救中心，地區形成急救網點，有些大醫院還建立了專門的創傷科。

目前，我國在顯微外科、創傷、彈傷、衝擊傷的治療和護理方面已達到國際先進水準，甚至有些處於領先地位。創傷骨外科的每一次前進，無不凝聚著廣大護理工作者的辛勤勞動，伴隨著不同階段的發展，也帶動護理理論和技術提高，護理工作對創傷骨外科的進步做出了許多貢獻。

20 世紀新崛起的康復醫學也對護理產生了巨大影響，以前醫護人員提出的觀點「所有的骨科問題都與康復有關」，也逐漸被廣大醫護人員所認識和接受，在實踐中逐步貫穿於護理全過程。

隨著現代科學的發展，高新技術的引進及推廣使用，現代醫學也在向縱深精細方向發展，以及多種學科相互滲透綜合。因此，也就需要更多知識全面、經驗豐富的專科護理人員，所以我們要看到前進方向，看到護理工作還存在不足，以及未攻克的難關，要求廣大護理工作者總結經驗和教訓，努力鑽研現代科學知識，加強國內交流和對外交流，具有超前意識，抓住發展脈搏，為護理事業添磚加瓦。

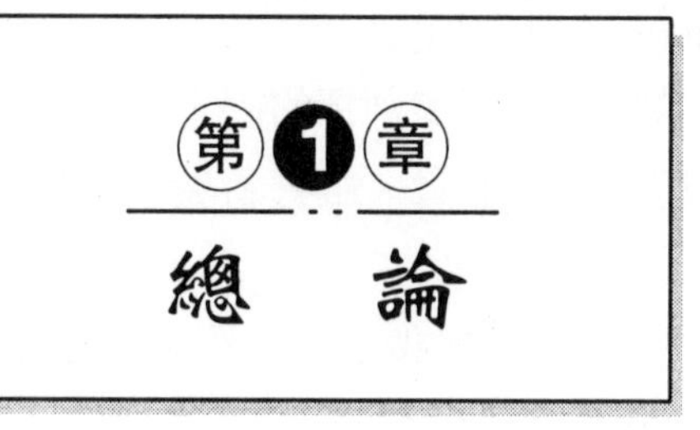

第一節 骨折的治療原則

骨折的治療原則是復位、固定和功能鍛鍊。外固定是一種方便易行的治療方法。它既用於骨折復位固定和內外用藥，也用於骨與關節病變的輔助治療。具體方法有石膏、牽引、夾板及外固定架等。在此介紹最常用的石膏固定、牽引、夾板等使用目的及護理。

由於石膏吸水後具硬固性和可塑性，而常常用作為骨科病人肢體固定制動的輔助治療工具，具有廣泛的使用範圍。

1. 維持固定，保持肢體的特殊位置。

2. 減輕或消除患部的負重，以保護患部。

3. 作患部牽引的輔助措施。

4. 用於損傷後治療。

（1）骨折整復後的固定，尤其是某些小夾板難以固定部位的骨折。

（2）關節脫位復位後的固定。

（3）關節損傷的固定。

（4）肢體嚴重軟組織創傷的固定。

（5）周圍神經、血管、肌腱斷裂或損傷，手術修復後的固定。

5. 炎症治療有助於保護肢體、控制炎症發展。

6. 畸形預防矯正治療。

護 理

(一)有石膏變形的可能

——石膏未乾，石膏乾固後脆性增加，以及缺乏預防石膏變形的知識。

1. 向病人及家屬講解預防石膏變形、折斷的相關知識。

2. 石膏未乾固前注意事項：

（1）未乾前儘量不要搬動病人。若病情需要變換體位時，可用手掌平托石膏固定的肢體，切忌用手抓捏石膏。

（2）切勿牽拉、壓迫，活動石膏固定肢體；也不可將石膏固定的肢體放置在硬質木板或地面上；更不可在石膏上放置重物，以免引起石膏折斷、變形、骨折端移位、石膏凹陷處皮膚受壓後出現缺血性壞死。

（3）未乾石膏上不應覆蓋被毯，天氣寒冷時可用支架托起蓋被。溫度低、濕度大時，可用燈泡烘烤或用電風扇吹乾。電熱烘烤時要注意安全，防止觸電和燙傷。

3. 石膏乾後勿使其受潮，尤其不要淋雨。

4. 石膏乾固後搬動時平托加以保護，切忌對關節處施加屈折成角力量，以免乾固後脆性增加，由於槓桿作用在關節部位容易斷裂；翻身或改變體位時，需專人保護石膏，以免折斷。

(二)有石膏污染的可能

——石膏內或周圍有傷口，石膏鄰近會陰部以及自理缺陷或下降。

1. 教會病人及其家屬避免污染石膏的知識與技巧：

（1）保持床鋪平緊、無碎屑。

（2）頭頸胸石膏、石膏背心等病人進食時用餐巾，避免被食物及飲料污染。

（3）妥善放置便器，及時料理大小便，避免髖人字石膏及下肢石膏被糞、尿污染。

（4）若石膏外面不慎被污染，可用毛巾蘸肥皂水及清水擰乾擦洗，以免石膏軟化變形。

2. 為用石膏托固定病人換藥時，要及時清除傷口分泌物，傷口用敷料保護，敷料的厚度應能充分吸附滲血滲液，不致污染石膏。

3. 為開石膏窗的病人換藥時要用足夠紗布填塞在石膏窗內四周，防止沖洗液和膿液流入石膏管型內，換藥後再抽出堵塞的紗布。

4. 對嚴重污染的石膏應及時更換。

(三)有肌肉萎縮的可能

——石膏固定肢體活動受限，缺乏功能鍛鍊知識。

1. 向病人及家屬講解石膏肢體功能鍛鍊的意義和方法。

2. 指導病人作石膏固定肢體肌肉舒縮活動。

3. 指導病人石膏固定肢體鄰近關節的活動。

4. 病情允許時鼓勵病人下床活動。先在床邊站立，再扶拐杖短距離行走，循序漸進。

5. 石膏拆除後每日按摩肌肉 2～4 次，並加強功能鍛鍊。

(四)有發生血液循環障礙的可能

——石膏鬆緊不適，受傷後肢體繼續腫脹以至石膏相對過緊，以及石膏內墊不適。

1. 對新行石膏固定的病人進行床頭交接班，擦淨末梢皮膚上的石膏，以便觀察血液循環。

2. 將患肢抬高，以利靜脈血液和淋巴液回流，上肢可用托板或懸吊架，下肢可用枕頭墊起，使患處高於心臟水平 20 cm。

3. 教會病人及其家屬觀察肢體血液循環障礙的先兆，當出現肢體疼痛難忍、末梢腫脹明顯、皮溫較健側低、感覺遲鈍、足背動脈或橈動脈搏動減弱等，出現上述任何一項時，均應及時報告醫護人員，以便妥善處理。

4. 一旦出現肢體血液循環障礙，如皮膚蒼白、厥冷、紫紺、劇痛、感覺麻木或感覺消失等，及時報告醫師，並進行緊急處理，進行石膏剪開、開窗，必要時拆除，找出原因，對症處理。

5. 天氣冷時，要注意石膏固定部位保暖（但不需加溫），以防受傷肢遠端腫脹。

(五)有發生壓瘡的可能
——石膏變形和石膏內襯不適宜

1. 行石膏固定時，須有手掌托住被固定的肢體，不能用手抓捏，以免在石膏上形成凹陷，對肢體形成局限性壓迫。

2. 石膏邊緣應修理整齊、光滑，使病人舒適，避免卡壓和摩擦肢體。

3. 每日用手指蘸酒精伸到石膏邊緣裏按摩一次，促進局部血液循環，同時協助病人定時翻身變換體位，保持床單被褥清潔、平整、乾燥、無碎屑，以防未包石膏的骨突出部位發生壓瘡。

4. 向病人及家屬講解預防壓瘡的知識，壓瘡的早期症狀是局部持續性疼痛，經常耐心、傾聽病人的主訴，發現異常及時報告醫師進行處理。

5. 利用嗅覺進行觀察，如石膏內有腐臭氣味，說明石膏內有壓瘡，已形成潰瘍發生壞死，或是石膏內傷口感染，應通知醫生及時處理。

(六)生活方式的改變
——環境改變及生活自理能力下降

1. 瞭解病人心理狀況，給予安慰鼓勵，以增強病人戰勝疾病的信心，為病人創造舒適的治療環境，儘快適應新的生活。

2. 護理工作應主動、耐心、細心，關心體貼病人，滿足其生活所需。

3. 鼓勵病人進高蛋白、高熱量、易消化的飲食，並要多飲水、多食蔬菜及水果，預防便秘。必要時可用緩瀉劑或灌腸。

(七)有石膏綜合徵發生可能

——大型石膏、石膏背心、髖人字石膏、胸肱石膏、頭頸胸石膏、蛙形石膏

1. 仔細觀察上石膏後病人出現有無腹痛、腹脹、噁心、嘔吐不適等急性胃擴張等臨床表現。有異常情況，及時處理。

（1）將腹部石膏開窗。

（2）持續胃腸減壓，記出入量。

（3）禁食補液，糾正水、電解質紊亂。

（4）必要時洗胃。

2. 石膏包紮不要過緊，留出進食後腹部膨脹的空隙。

3. 脊柱的位置不要過度伸展。

4. 飲食、少量多餐。

5. 適當變換體位，如側臥或俯臥，緩解對十二指腸橫部的壓迫。

第二節　牽引術在骨科臨床中的應用和護理

牽引技術在骨科領域裏應用廣泛，是一種簡便有效的治療方法，尤其是對不適宜手術的病人，可以經由牽引達到治療目的。牽引有重定與固定的雙重目的，其主要作用

有以下幾種：

1. 穩定骨折斷端，有止痛和便於骨折癒合的作用。

2. 使脫位的關節復位，並可防止再脫位。

3. 使輕、中度突出的椎間盤復位，減輕脊髓和神經壓迫症狀。

4. 矯正和預防關節屈曲攣縮畸形。

5. 肢體制動減少了局部刺激，減輕了局部炎症擴散。

6. 解除肌肉痙攣，改善靜脈血液回流，消除肢體腫脹。

7. 使骨折復位，尤其是矯正骨折縮短移位。經由調整牽引角度，也可矯正成角和旋轉移位。

8. 使關節置於功能位，便於關節活動，防止肌肉萎縮。

(一) 有發生血液循環障礙的可能

——牽引重量過重，血管、神經受損或包紮過緊。

1. 隨時觀察肢端血液循環，觀察項目包括肢端皮膚顏色、溫度，橈動脈或足背動脈搏動，毛細血管充盈情況。指（趾）活動情況以及病人的主訴。

如肢端皮膚顏色變深、溫度下降，橈動脈或足背動脈搏動減弱，被動活動指（趾）引起劇痛，病人感覺肢體疼痛麻木，說明發生了血液循環障礙，應及時查明原因。

2. 小兒行雙腿懸吊牽引時，經常檢查繃帶膠布向牽引方向移動情況，防止壓迫血管，引起小腿骨筋膜室綜合徵。

如出現無故哭鬧不止，應首先考慮是否牽引不當。

3. 對於行鄧樂普牽引治療肱骨髁上骨折，這種骨折時肘部腫脹明顯，牽引時需要屈肘 45 度，較易發生血液循環障礙，所以要特別注意觀察患肢血液循環情況，防止發生前臂骨筋膜間隙綜合徵。

4. 過度牽引綜合徵（顱骨牽引時，牽引過度導致的血管、神經損傷）；相應的神經、血管受損症狀。

若吞嚥困難，伸舌時舌尖偏向患側，為舌下神經過牽所致；一側上肢麻木，為臂叢神經過牽所致；噁心、嘔吐頻繁劇烈，嘔吐物混有膽汁，則可能為腸系膜上動脈綜合徵。

(二) 有牽引失效或牽引效能降低的可能

1. 皮牽引者應注意膠布及繃帶有無鬆散或脫落，如有，要及時處理。如膠布過敏，病人局部刺癢感不能忍受，可考慮改用海綿帶皮牽引或骨牽引。告訴病人有不適時應及時報告醫生護士而不能擅自撕下膠布，否則將影響治療效果。

顱骨牽引者，應每日將顱骨牽引的靠攏壓緊螺母擰緊 0.5～1 圈，防止顱骨牽引鬆脫。

2. 保持牽引錘懸空，滑車靈活，牽引繩與患肢長軸平行。防止滑車抵住床尾及床頭、牽引錘著地，牽引繩斷裂或滑脫，牽引繩上不能放置枕頭、被子等物，以免影響牽引效果。

3. 滑動牽引的病人，要適當墊高床頭、床尾或床的一側，以保持牽引力與體重的平衡，防止發生諸如下肢牽引者足部抵住床尾欄杆，或顱骨牽引者頭部抵住床頭欄杆等情況而使牽引失去作用。

用托馬架牽引時，架子上端的環大小要合適，環太大時跨過髖關節，環太小又達不到髖關節，都起不到固定和支持肢體作用。

4. 牽引患肢的位置應符合要求，如股骨頸骨折，粗隆間骨折時，患肢需保持對展中立位。為防止患肢外旋，可穿帶有橫板的防外旋鞋。

5. 股骨上段骨折行骨牽引時，患肢應儘量外展，病人保持半臥位，以利於骨折對位。脛腓骨中下段骨折行跟骨牽引時，可將牽引繩繫在弓的外角，使踝關節輕度內翻，以利於骨折復位。

6. 牽引的重量應根據病情需要調節，不能隨意增減。重量過小，不利於骨折復位或畸形糾正；重量過大可導致過度牽引，造成骨不癒合。

7. 告訴病人及其家屬不能擅自改變體位，不能自己增減牽引重量，否則造成牽引失敗而影響治療。

(三)防止發生併發症

1. 防止發生墜積性肺炎：

指導病人練習深呼吸，用力咳嗽，定時拍打背部，用拉手練習起坐等。

2. 防止發生褥瘡：

在骨突起部位，如肩背部、骶尾部、雙側髂嵴、膝踝關節、足後跟等處放置棉圈、氣墊等，並定時按摩，每日溫水擦浴，保持床鋪乾燥、清潔。若皮膚受壓發紅，可塗抹紅花酒精後按摩。

3. 防止鋼針眼感染：

保持牽引針眼、清潔。針眼處不需覆蓋任何敷料，每日用酒精棉簽塗擦或用絡合碘或碘酒外塗兩次，針眼處有痂皮覆蓋者，無感染時，不需去除，以免破壞保護層。保護牽引針眼部位不受觸撞，不受污染。若是牽引針有偏移，不可隨手將牽引針推回，應用碘酒和酒精消毒後調至對稱。

4. 防止足下垂：

腓總神經損傷和跟腱攣縮均可引起足下垂。因此下肢牽引時，應在膝外側墊棉墊，防止壓迫腓總神經。如病人出現足背伸無力，為腓總神經損傷表現，應及時檢查，去除致病原因，平時應用足底托板或砂袋將足底墊起，以保持踝關節功能位。如病情許可，每日應主動伸屈踝關節，如因神經損傷或截癱而引起踝關節不能自主活動，則應作被動足背伸活動，以防止關節僵硬和跟腱攣縮。

5. 過牽綜合徵：

多發生於顱骨牽引，為牽引過度導致的血管、神經損傷。易傷及的神經和血管主要有舌下神經、臂叢神經等，表現出相應神經、血管受損症狀。如舌下神經過牽表現為吞咽困難，伸舌時舌尖偏向患側；臂叢神經過牽表現為一側上肢麻木。發現症狀及時去除牽引，症狀會很快消失。

6. 皮膚潰瘍：

多見於皮牽引。皮牽引時，應在骨突起部位加棉墊，防止磨破皮膚。如病人對膠布過敏或膠布粘貼不當出現水疱時，應及時處理。水疱少時可用25%酒精擦洗，水疱多或有大片皮疹，治療未見好轉時，可改用骨牽引。

7. 其他：

頜枕帶牽引時，應防止牽引帶下滑壓迫氣管引起窒息，進食時應防止食物嗆入氣管，床邊放置吸引器備用。如發生異物吸入性窒息，吸引器無效時，應立即配合醫生進行搶救。

(四) 有肌肉萎縮、關節僵硬的可能

——長期臥床、缺乏功能鍛鍊知識和指導。

1. 向病人說明功能鍛鍊的重要性，取得合作。

2. 在牽引期間鼓勵病人做力所能及的活動，肌肉等長收縮、關節活動等，輔以肌肉按摩及關節的被動活動，以促進血液循環，保持肌力和關節的正常活動度，減少併發症發生。活動時以病人不感到疼痛、疲勞為度。

3. 肌肉癱瘓的肢體應作關節的被動活動，以防肌肉萎縮和關節僵硬。

4. 在病情許可時應練習全身性活動，如擴胸、深呼吸，用力咳嗽，抬起上身等，以改善呼吸功能。

第三節　小夾板固定術與護理

小夾板局部固定是利用與肢體外形相適應的特製夾板固定治療骨折。多數夾板固定治療骨折不包括骨折鄰近關節，僅少數鄰近關節部位的骨折使用超關節固定。

小夾板、壓力墊的外部作用力主要來源於束帶的約束力，利用兩點或三點擠壓的槓桿原理來作用於骨折端，有

效地固定骨折，並能防止骨折的移位。

護理

1. 對夾板外固定的新病人應實行床頭交接班，觀察患肢末梢顏色有無蒼白或發紺、厥冷、疼痛、感覺減退及麻木等，一旦發現異常應立即逐個鬆解外固定物，通知醫師並繼續嚴密監視病情變化。

2. 抬高夾板固定的肢體，略高於心臟水平。

3. 對缺血肢體嚴禁做按摩、熱敷，防止增加局部代謝，加重組織缺血。

4. 如發生壓瘡，應先將局部處理後再行固定，或改用其他固定方法。

5. 如發生骨筋膜室綜合，應立即做好手術準備。

(一)疼　痛

——損傷局部組織細胞釋放組織胺，以及骨折出血刺激骨膜，外傷後肌肉痙攣、夾板過鬆、過緊、襯墊不適等都可引起疼痛。

1. 認真傾聽病人主訴，確定引起疼痛原因，如夾板過鬆、過緊應及時調整，加強基礎護理，保證病人休息環境舒適、安靜。

2. 排除夾板使用不適或肢體缺血而引起的疼痛之後，可服用去痛片、強痛定等鎮痛劑，或肛塞止痛栓、中藥跌打丸、三七片等。

3. 加強心理護理，與病人談話，讓病人聽音樂、看電視、讀書閱報等，來分散病人注意力，以提高自身的痛閾值，減輕痛苦。

(二)腫 脹

——與創傷反應程度及傷後處理不恰當有關

1. 一般傷後 3～7 天達到高峰，以後逐漸消退，夾板固定患肢抬高，不要下垂，腫脹較嚴重最好採用平臥位，將枕墊高或懸吊法抬高，使之略高於心臟水平，以利靜脈血液回流。

2. 夾板固定鬆緊適宜，傷後每日檢查 2～3 次，如發現問題隨時調整。

3. 儘早開始功能鍛鍊，骨折一經復位固定，立即開始患肢主動的肌肉收縮運動和手指、足趾的屈伸運動，可促進血液與淋巴液回流，有利於患肢消腫。

4. 傷後早期可對症使用跌打損傷中藥，活血化瘀，對消腫有輔助作用。

(三)生活自理能力下降

1. 合理安排生活，在保證治療的前提下注意勞逸結合，安排一些力所能及的活動，充足睡眠，以逐步增強體質。

2. 協助患者沐浴、洗髮、洗嗽等保持個人良好衛生習慣。

3. 臥床病人鼓勵多飲水、多吃水果及富含纖維食物、防止便秘，同時養成定時排便的習慣。

4. 幫助病人進行生活自理能力的訓練，如用左手持匙，持筷子進餐，扶拐杖行走等。

(四)康復指導
——進行功能鍛鍊

1. 向病人宣傳功能鍛鍊對骨折治療的重要意義，使病人真正認識其重要性，自覺進行功能鍛鍊。及時合理功能鍛鍊能使病人樹立戰勝疾病的信心，擺脫病態的心理，促進全身及患肢血液循環，改善骨折部位營養代謝，有效預防併發症，加快骨折癒合和肢體功能恢復。

2. 根據病人的病情、身體情況、治療方法及骨折癒合的不同程度，制定鍛鍊計畫，正確指導功能鍛鍊。

3. 功能鍛鍊要比骨折癒合的時間長，應使病人有充分的思想準備，做到持之以恆。

4. 鍛鍊進程循序漸進，切忌盲目地進行粗暴活動，以免造成新的損傷。

5. 注意觀察病人功能鍛鍊過程中的各種反應，及時發現問題，隨時修正鍛鍊計畫，調整運動量，以求獲得最佳效果。

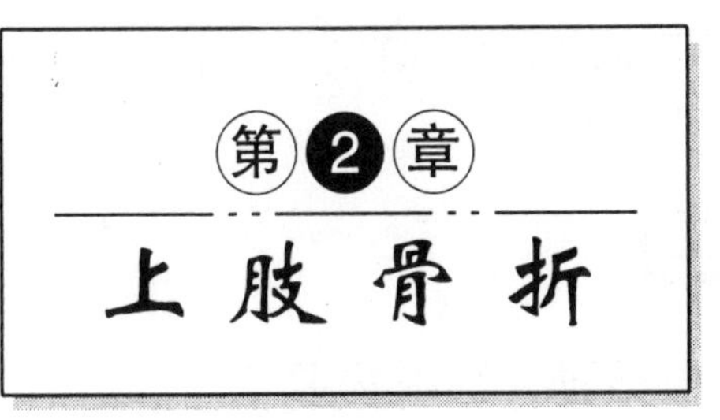

第一節　鎖骨骨折

病因

鎖骨骨折是最常見的骨折之一，也是肩部最常見的創傷。多由間接暴力引起。常在跌倒時，手掌或肩部著地發生。骨折部位大多在鎖骨的中外 1 / 3 交界處，骨折後受胸鎖乳突肌的牽拉近端易向後上移位，而遠端向下移位，成人多為斜形、短斜形骨折，部分病人在直接暴力下造成橫形或粉碎性骨折。兒童多為青枝骨折。

臨床表現

骨折端局部腫脹、畸形、壓痛，可觸及骨折端，骨擦音明顯。患側肩關節及上肢活動障礙，不能自主用力上舉和後伸。幼兒多為青枝骨折，局部畸形，腫脹不明顯，但活動患側或壓迫鎖骨時哭鬧不止，家長應警惕。

X 光檢查有助於對骨折的進一步診斷，而且對治療具有指導意義。

合併症

(一)鎖骨下動、靜脈損傷

鎖骨折斷端未及時正位，可慢性間歇性地損傷動脈，日後造成損傷性鎖骨下動脈瘤。動脈瘤內繼發血栓形成，栓子脫落形成栓塞而出現上肢嚴重缺血徵象。鄰近鎖骨下動脈位置的穿通傷或鈍性損傷，都應考慮到動脈損傷的可能，同時伴有上肢急性缺血表現。然而，上肢有豐富的側支循環，鎖骨下動脈損傷患者中，僅 19%～24%的病例出現遠端動脈無搏動或搏動減弱。因此臨床上要觀察仔細。鎖骨上下區的外傷均可能發生鎖骨下動脈傷。

(二)臂叢神經損傷

神經功能損害直接起因於神經損傷還是繼而鎖骨下動脈瘤、血腫壓迫造成的，臨床上難以鑒別，護士要有預見性、觀察仔細，出現異常及時報告給醫生，及早探查。

(三)皮膚破損

由於體位改變，如平臥位到坐位，骨折斷端移位刺破皮膚或活動幅度過大也可發生，但少見。

(四)臂叢神經損傷

多由骨折端的嚴重移位，穿破皮膚，傷及臂叢神經及鎖骨下動脈、靜脈，此種合併症遠較鎖骨骨折本身更為嚴重、危害，一旦懷疑，應首先處理，表現為前臂麻木感、鎖骨下動靜脈解剖部位出血。

治 療

鎖骨骨折的治療，多數學者主張非手術治療。

(一) 非手術治療

1. 無明顯移位骨折或兒童青枝骨折，可採用三角巾或頸腕吊帶懸吊 3 週。

2. 移位骨折先用 1%～2% 普魯卡因局部麻醉後手法復位，然後用倒 8 字石膏繃帶固定或用雙布帶圈固定，時間 3～4 週。

(二) 手術治療

對於粉碎性骨折以及合併神經血管損傷者，進行手術治療，或非手術治療骨折不癒合、畸型癒合者進行手術治療。

救 護

1. 立即平臥硬板床、將枕墊於背部兩肩胛之間，使肩呈後伸外展保持功能位。

2. 止血、開放性損傷，判斷只是肌肉及骨端滲血，用無菌紗布敷料或乾淨毛巾、布料等折成比傷口略大的墊子，蓋住傷口，再用繃帶三角巾等加壓包紮，以壓迫止血。如懷疑是鎖骨下動脈或靜脈出血，立即用拇指或手指頭垂直壓迫出血點，然後立即送往醫院。

3. 鎖骨下動脈傷易發生難於控制的大出血，休克發生率高達 41%～65%，死亡率為 10%～35%，及時處理好鎖骨下動脈傷，快速有效止血是挽救患者生命關鍵。

現場急救止血時最有效的方法是填塞壓迫止血法。出血迅猛，用乾淨毛巾填塞壓迫止血，同時建立有效靜脈通路，恢復有效循環血量，迅速送往醫院急救，一般在下肢進行輸液、輸血。

4. 固定可用「8」字繃帶，「丁」字夾板，或雙圈布帶固定法。妥善固定可減輕疼痛，預防併發症發生，防止斷端移動而引起神經血管損傷和休克。

5. 搬運用硬質擔架、動作輕柔、謹慎、平穩。如有 2～3 名人員一起搬運時，動作協調果斷，避免托、拉、揉，經常觀察病人情況，神志、呼吸、膚色、傷口敷料浸染程度、血壓、瞳孔等，一旦出現異常，及時採取相應措施。

護 理

(一)焦慮

——如不習慣固定治療方式，改變原來生活方式，對疾病缺乏瞭解。

1. 同情理解並關心病人的感受，經常與病人進行交流取得信任，瞭解焦慮產生的原因，然後對症處理。

2. 提高病人的適應能力，創傷疾病發生和發展是一個損傷與抗損傷的過程，始終存在著因果交替的良性與惡性兩種循環模式。調動起病人的心理素質、身體素質來適應這個角色變化。

3. 為病人創造安靜、舒適、無刺激的環境。也可用鬆弛療法如按摩、聽音樂等。

4. 向病人說明情致可以對身體產生不良影響，如憂傷、恐懼、焦慮、害怕等情致都可或多或少帶給身體不利危害。保持健康良好心態。

(二)不易保持正確臥位
——與持續被動體位不舒適有關

1. 說明保持正確臥位的重要性，以取得合作。

2. 傾聽病人主訴，經常觀察橈動脈搏動情況，如手及前臂麻木感或橈動脈搏動摸不清，表示固定過緊，壓迫血管或神經，應立即報告醫生及時處理，放鬆固定，直到症狀完全解除。

3. 加強基礎護理，保持床鋪舒適，協助病人進食、排便及肢體活動。

4. 如是兒童病人，應耐心講道理，抓住兒童活潑、好奇、貪玩個性移情儘快適應體位。

5. 體位改變時，鎖骨骨折斷端由活動間隙發生移位刺破皮膚，當活動幅度過大時，可出現，但少見，協助患者體位改變操作，預防併發症。

(三)生活自理能力下降
——與患側固定及肢體功能活動下降有關

1. 護士應對病人關心、體貼，日常生活中主動給予幫助或指導。

2. 提高病人自護能力，凡整復固定後，無其他併發症，應儘量下床活動，先由別人幫助到力所能及時做一些動作，再自己照顧自己的日常生活，如刷牙、洗臉、吃飯等，這有利於提高病人的信心。注意掌握好尺度，經常鼓勵患者。

康 復

患者受傷後，對骨折行妥善固定，保持功能位置。

整復固定後行患側部位遠端及對側健康肢體有計劃活動，從手指、手掌、手腕前臂到肘關節，按照這個順序由遠向近，活動次數由少逐漸增多練習。

姿勢挺胸提肩，肩關節外展後伸，如挺胸雙手交插動作。增加活動幅度，由小到大，循序漸進，可以帶動患處肌肉血管收縮、舒張，促進血液循環，預防併發症。

先在醫生護士指導下被動活動，逐漸形成主動訓練，手法輕柔，力度適中。

正常肩關節姿位：外展 50°，前屈 20°，外旋 25°，肩前屈、肩關節環轉活動、兩臂作划船動作等，關節功能如不能得到充分恢復，則必須保證其最有效的起碼的活動範圍。即以關節的功能位為中心，擴大活動範圍。

定期機能評價，為下一步活動調整計畫提供可靠的依據。

鎖骨骨折伴合併傷不能立即整復的情況下，只能平臥保持復位和固定，在指導早期功能鍛鍊時，禁忌作肩前屈、內收等動作。

病人日常生活活動
（activities of daliy living・ADL）能力測定表

序號	項　　目	完成所需時間	完　成　情　況				
			不能完成0分	在幫助下完成25分	在指導下完成50分	獨自完成但較慢	獨自完成速度基本正常100分
1	穿上衣，扣衣扣						
2	穿褲子、結腰帶						
3	穿鞋、襪						
4	用匙						
5	端起碗						
6	用筷子						
7	開關電燈						
8	開水龍頭						
9	用鑰開鎖						
10	提暖水瓶倒水						
11	收拾床鋪						
12	平地步行						
13	上下樓梯						
14	刷牙						
15	洗臉						
16	洗澡						

摘自黎鼇《現代創傷學》

第二節　肩胛骨骨折

病因

肩胛骨前後均為肌肉包繞，形成一個保護性軟墊，骨折較少見，約占全身骨折的0.2%左右，在肩部創傷中約占1%～2%，較小的致傷力是難以引起骨折的，常由強大暴力直接作用所引起，造成肩胛體部骨折、肩胛頸骨折及喙突骨折，而喙突因位置深在，發生骨折極為罕見。肩胛盂骨折多由間接暴力引起，常合併肩脫位。

臨床表現

肩胛體部骨折傷後表現為肩胛部迅速腫脹、疼痛，不能自主活動，肩胛體部有明顯觸痛，甚至可感知骨擦音。

肩胛頸骨折表現為肩部腫脹，疼痛，活動時引起劇烈疼痛，腋下部壓痛顯著，有時可感知骨擦音。

肩胛盂骨折表現肩部腫痛、活動受限，肩周有壓痛。如同時有肩脫位存在，則方肩畸形，彈性固定等體徵即可出現。

喙突骨折表現鎖骨下窩處腫脹、局部壓痛，深呼吸時牽拉胸小肌引起疼痛，抗阻力屈肘時或內收肩部時均可因肱二頭肌短頭及喙肱肌的牽拉而引起疼痛。

X 光檢查：正位 X 片和側位 X 片有助於確定診斷。

治療

1. 因大多無明顯移位或移位不大，一般用三角巾懸吊患肢 2～3 週，或頸腕帶固定。

2. 手法復位是對於少數移位較大牽引復位，維持牽引 4 週。肩胛盂骨折移位明顯可使用。

3. 手術治療、閉合復位失敗者採用切開復位內固定。喙突骨折移位明顯，特別是合併肩鎖關節脫位者，應行手術治療。

護理

1. 保持有效外固定：

（1）向患者及家屬講解骨折臨床表現、治療原則，先復位固定，再行功能鍛鍊，讓其瞭解疾病形成，治療意義所在，配合醫生護士治療，接受和維持復位後肢體體位。

（2）認真地去瞭解病人感受，對病人提出的問題（如治療效果，疾病癒後等）給予明確有效和積極的解答，樹立起良好職業威信。

（3）觀察患肢血液循環情況，重定固定後疼痛是否減輕，腫脹是否在一天天消退等情況，出現異常及時報告醫生。

（4）防止再次損傷而移位。

2. 生活自理能力下降：

（1）鼓勵病人早期下床活動，協助洗漱、進食及個人衛生等。

（2）提供場所、環境，指導其功能鍛鍊，提高自護能力。

（3）增強心理素質，不能過分依賴護士及家屬。

康復

一般提倡早日傷肢功能鍛鍊。在使用頸腕帶或三角巾懸吊固定傷肢 2～3 週內進行傷肢遠端手指抓握、手腕旋轉端杯子，端碗、筷子，肘關節前屈等活動，配合按摩，恢復肌肉張力，協調肌肉間支能力配。

固定 2～3 週後進行肩關節主動活動，首先由患者自己掌握，一般開始不過分活動，雙手叉腰外展、前屈、後伸、內收、雙手放下來。避免急於求成，過分牽拉肌肉，又防止放任自流，一味輕視功能鍛鍊，注意心理導視。

按照正確指導方式循序漸進，每天指導、檢查資訊回饋，以便調整方案。

第三節　肱骨上端骨折

肱骨上端骨折，是常見的創傷，約占全身骨折的 2%～3%，肱骨上端骨折包括肱骨大結節骨折，肱骨解剖頸骨折（肱骨上端骨骺分離）及肱骨外科頸骨折等。其中以肱骨外科頸骨折最為多見。

一、肱骨大結節骨折

病因

肱骨大結節骨折可單獨發生，也可合併於肩關節脫位，致傷暴力為直接，也可為間接暴力。

臨床表現

患者傷後肩部外側疼痛，活動上臂疼痛加重；局部腫脹、上臂外展不到 70°，肩關節正位片可顯示骨折。

治療

1. 對無移位的肱骨大結節骨折，可僅用三角巾懸吊，合併肩關節前脫位者，肩關節整復後大結節也多可自行復位，按肩關節前脫位治療。

2. 對移位較多，手法不能整復者，應行開放復位內固定。不切開復位則肩袖失去止點，將嚴重影響肩部外展功能，術後外展架固定 3 週。

二、肱骨上端骨骺分離或解剖頸骨折

肱骨上端有三個骨骺，即肱骨頭、大結節及小結節，於 1 歲、3 歲及 5 歲順序出現骨骺，於 5～8 歲三個骨骺融合成為肱骨上端一個骨端，到 19～21 歲骨骺與肱骨幹融合。因此，肱骨上端骨骺分離多見於 7～18 歲，成人發生肱骨解剖頸骨折。

病因

此骨骺分離多因跌倒時，上肢外展及前屈、旋轉等原因，暴力沿肱骨向上傳導作用於骺板或解剖頸所致。依骨折端穩定情況可分為：

分類

1. 穩定型

原始損傷前後移位少於骺斷面 1/4，前傾少於 20°的內收型，外展型雖然極少發生，但由於整復及固定後肩關節易處於內收位，骨折容易得到穩定故亦屬於穩定型。

2. 不穩定型

骨骺分離前後移位超過幹骺斷面的 1 / 3，成角大於 20°，外固定難於穩定骨折端的對位，故稱不穩定型。

臨床表現

傷後肩部疼痛，肩周及肱骨上端有明顯觸壓痛。肩部活動因疼痛而受限，肩部畸形和腫脹常因肥厚肌肉所掩蓋而難於發現。X 光片能明確骨折情況。

治療

1. 無移位或穩定型骨骺分離可以三角巾懸吊 3 週。

2. 手法復位外固定，在局麻下行手法復位，復位後常需肩外展，屈曲才能維持整復後的位置，用外展架和石膏外固定。

3. 對移位明顯的骨折可採用切開復位，縫合固定或用克氏針交叉固定。禁止用螺絲釘固定，以免損傷骨骺。

三、肱骨外科頸骨折

肱骨外科頸位於解剖頸以下2～3 cm，為鬆、密質骨相鄰之部，常易發生骨折，各年齡段均可發生，老年人較多。

病因

此骨折多為間接暴力所致，如跌倒時手著地時，暴力沿肱骨幹向上傳導衝擊引起骨折。肱骨外科頸骨分為以下幾類：

1. 裂紋型骨折

多由直接暴力所引起，無移位。

2. 外展型骨折

跌倒時上肢處於外展，並使骨折遠端呈外展，形成骨折端向內成角移位，有時兩骨折端可相互嵌插或交錯重疊移位。

3. 內收型骨折

跌倒時上肢內收位，形成骨折端向外成角移位，兩骨折端內側常可嵌插。

臨床表現

局部腫脹嚴重，甚至波及整個肩部和上臂，上臂呈畸形，疼痛明顯，肩部活動時疼痛加劇，肱骨上端周圍明顯壓痛。X光片瞭解骨折類型和移位程度，並與肩部其他損傷相鑒別。

治療

1. 對於無移位骨折、嵌插型骨折或輕度移位骨折不需整復，只用三角巾懸吊 3 週。

2. 對有重疊移位外展型和內收型骨折，在麻醉下行手法復位，復位後以外展架和超肩關節小夾板固定，時間 4～5 週後拆除。

3. 對移位嚴重和手法復位或固定治療失敗者，或合併血管神經損傷者，行手術切開復位內固定術，術後用外展架固定 4～6 週。

合併症

1. 肩關節脫位

常因直接暴力也可為間接暴力，致使肱骨大結節，骨折合併肩關節脫位，X 光片可顯示骨折及脫位，在治療方面先復位肩關節，復位後大多肱骨大結節也多可自行復位。

2. 周圍血管神經損傷

肱骨附近有臂叢神經、腋神經、腋動脈和腋靜脈通過，骨折時可能合併血管神經損傷，表現為運動功能障礙、感覺障礙、遠端動脈搏動減弱或消失，前臂麻木、肌肉萎縮（後期才出現）。

3. 肱骨頭無菌性壞死

因肱骨頭、大小結節、幹骨後端相互分離，肱骨頭失去血供形成無菌性壞死。還有多部分骨折手術復位後也可發生肱骨頭無菌性壞死，是因為血運已明顯減少的肱骨頭，手術剝離面需要使肱骨頭更為缺血。

4. 關節粘連

固定後缺乏功能鍛鍊，肱骨外科頸骨折臨近關節，易發生關節粘連造成功能障礙，尤其是老年人。

救 護

1. 對開放性骨折先進行有效止血、包紮

成年人短期間內失血量超過 800 ml 以上就可引起休克，為了防止嚴重併發症發生先進行止血。出血量較大在鎖骨上離凹陷處向下向後摸到搏動的鎖骨下動脈，用拇指按壓。出血處均用消毒的沙墊、紗布或敷料填塞傷口，再用繃帶包紮。

2. 固定保持傷肢功能位置，能減輕疼痛爲佳，現場急救時不要求達到嚴格的解剖復位

對於顯著畸形骨折，可用手牽引使之挺直，然後固定。觀察傷肢末梢血液循環情況，及前臂皮膚麻木感，為早期發現合併周圍血管神經損傷提供依據。

3. 搬運時，將身體與擔架固定牢固，防止二次損傷

途中嚴密觀察病人生命體徵、膚色、敷料等，一旦發現異常，及時採取相應救治。

護 理

(一)心理反應異常

——與意外傷造成心理承受能力下降、表現悲觀、憂鬱、自卑甚至恐懼有關。

1. 心理康復是機能康復的樞紐，可以促進和推動機能康復，調動積極心理因素，提高情緒，主觀上配合醫生、護士治療、護理，是非常重要的。

2. 經常與病人交談，對病人進行一些語言和非語言性安慰，用護士言、行、貌、態等提高病人的自信心，絕對不能有輕視和傷害的言行，不要違背護理工作者的職業道德。

3. 給病人介紹醫院的環境、住院規章制度，消除陌生情緒。

4. 給病人創造安靜、舒適環境，減少不利因素刺激。

5. 對於病人每一個細小的成績和進步，都要給予鼓勵和肯定，有助於培養積極情緒。

(二)保持有效外固定

1. 使病人講解說明外展架、石膏、小夾板外固定是骨折復位後為了維持復位，矯正畸形、預防併發症的輔助治療方法。在思想上形成重視。

石膏一般在塑形後 10～20 分鐘成形變硬，完全乾燥需 24～72 小時，未乾的石膏容易受壓變形，乾燥以後脆性大，注意保護，以防折斷。

2. 使用外展架時，不要用硬質直接接觸皮膚，用棉墊、棉花或敷料隔二三層再進行固定。

石膏、小夾板外固定後，體位：仰臥位時頭部稍墊高，抬高患肢，使患肢肩與軀幹平行，以防前屈或後伸，站立時用三角巾懸吊胸前，這有利於靜脈、淋巴回流，減少傷肢腫脹。

3. 經常檢查固定後，患肢遠端血液循環情況，當患肢出現橈動脈搏動減弱或消失、指甲發紺、皮膚蒼白發涼、感覺麻木或減退、疼痛加劇，腫脹明顯多為血液循環障礙，及時報告醫生，鬆開固定或開窗減壓等。

4. 開放性損傷，注意傷口敷料滲血情況，及時更換敷料。

5. 變換體位時，護士及家屬給予協助，以免患側上肢用力不當而影響固定。

6. 冬季注意患肢保暖，勿使石膏受潮。

(三)有皮膚完整性受損的危險

——與固定後外展架、石膏、夾板壓迫周圍皮膚有關。

1. 做石膏固定時，須用手掌托住被固定的肢體，不能用手抓捏，以免在石膏上形成凹陷，不可在石膏上放置重物，對肢體形成局限性壓迫。

2. 固定要鬆緊適宜，腫脹減輕後要調整固定物，以防活動時造成骨折移位。

3. 石膏內出現瘙癢時，禁止用硬物如筷子、毛衣針之類搔抓，以免損傷皮膚繼發感染，可用少許幾滴酒精或醋止癢。

4. 保持石膏清潔，乾燥，也要經常保持床鋪整潔，乾燥、鬆軟無碎屑，無皺褶，如有污染及時更換。同時避免污染石膏邊緣。

(四)生活自理能力下降

1. 協助病人洗漱、進食、排泄及個人衛生活動等。

2. 復位外固後，臥床休息幾天，腫脹減輕後鼓勵下床活動，練習日常生活小操作，提高自護能力。

3. 就在醫生、護士指導下進行，不要盲目進行，以防影響骨折固定位置。

康復

首先向病人及家屬講解功能鍛鍊的作用和意義，在思想上認識，在行動上合作。

1. 早期：

一般在傷後 2 週內，此時損傷部位腫脹消退，骨痂尚未形成，鍛鍊方式主要限於肢體原位不動，自主的肌肉收縮和舒張，練習握拳、伸指及腕、肘關節活動，練習次數由少到多，頻率由慢到快，主要根據病人的身體狀況和體力而定。手術病人術後在傷肢無痛苦的情況下，即開始傷肢未固定部位功能鍛鍊。

2. 中期：

骨折後 3～4 週，損傷反應消失，骨痂逐步生長成熟，開始練習肩部前屈、後伸。伴外展型骨折禁止外展，內收型骨折禁止內收。練習活動度由小到大，以病人逐漸適應為準。

3. 晚期：

骨折癒合堅固，解除外固定，進行全面鍛鍊，直到功能恢復。練習動作如下：

（1）畫圓圈，向前彎腰，使上臂自然下垂，活動上肢，順時針或逆時針在水平面畫圓圈。（肩關節環轉）如圖1。

（2）將患側手置於背後，然後用健側手托扶患側手去觸摸健側肩胛骨（肩內旋），如圖2。

（3）舉臂摸頭後部（肩外展外旋），如圖3。

（4）是反臂摸腰部，即用患側手指背側觸摸腰部（肩外展、肩內旋、肩後伸），如圖4。

（5）患側手摸過面部去觸摸健側耳朵（肩內收、肩外旋），如圖5。

（6）划船動作（肩內收、肩外展、肩內旋、外旋、前

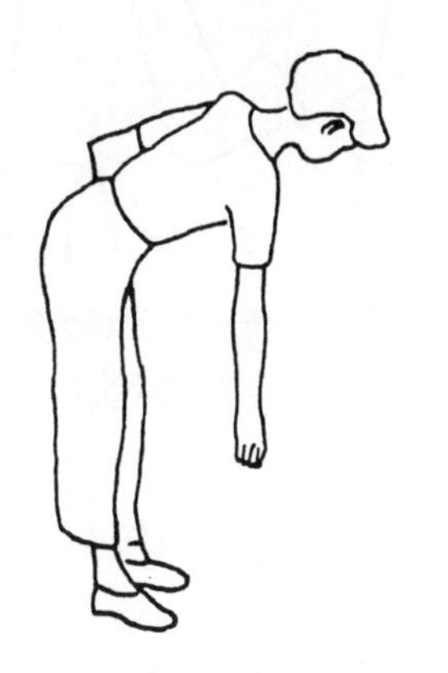

（1）彎腰，上臂自然下垂，與地面相垂直

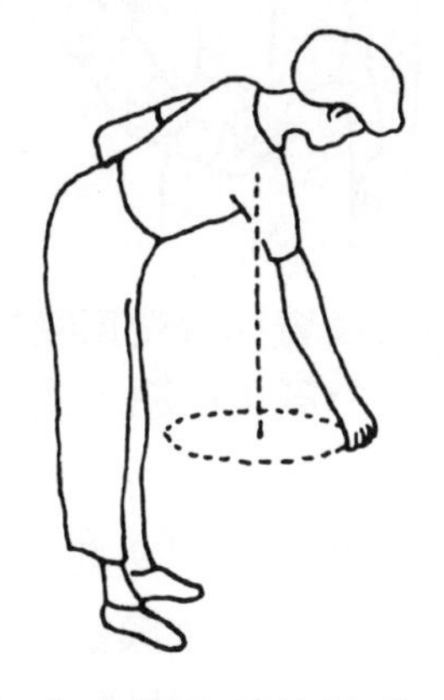

（2）肩關節做環轉活動

圖1　肩關節環轉活動練習法

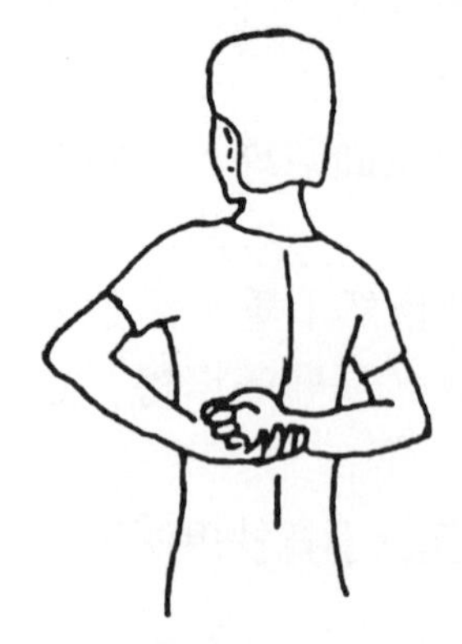

圖 2 肩關節內旋活動練習法

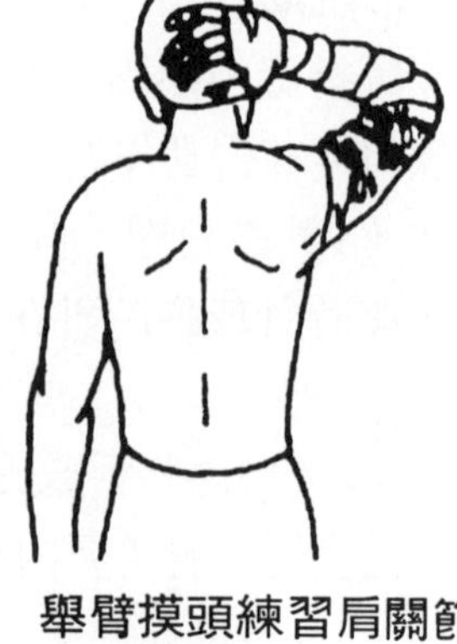

圖 3 舉臂摸頭練習肩關節外展外旋

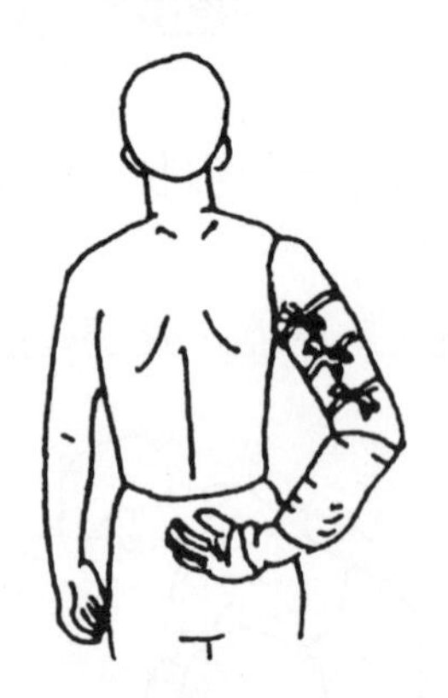

圖 4 反臂摸練習肩關節外展，內旋，後伸

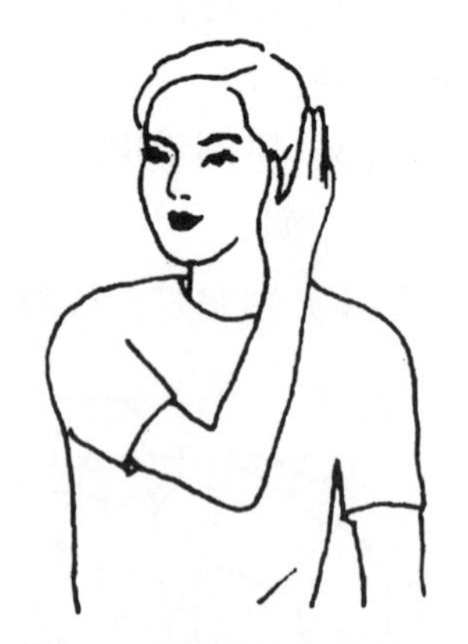

圖 5 肩關節內收外旋活動練習法

屈、後伸、上舉）也可利用滑輪或木棒等簡單器械幫助練習肩活動，雙上肢協調運作。

滑輪：用健肢幫助患側肩上舉、外展、內旋運動。

木棒：用健肢幫助患側肩上舉、外展、前屈、後伸活動。如圖 6、圖 7。

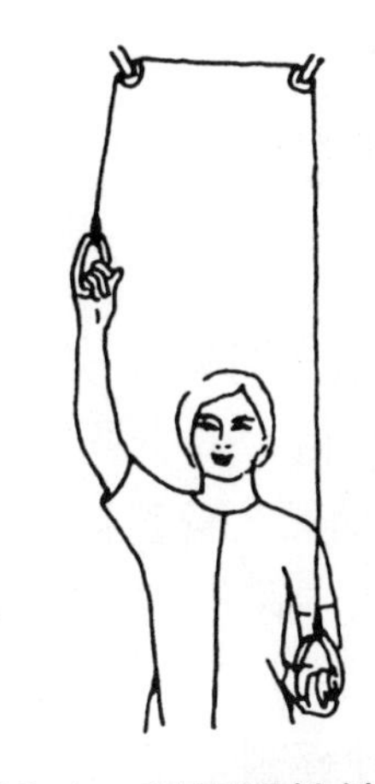

圖 6-1　利用滑輪練習器練習肩關節

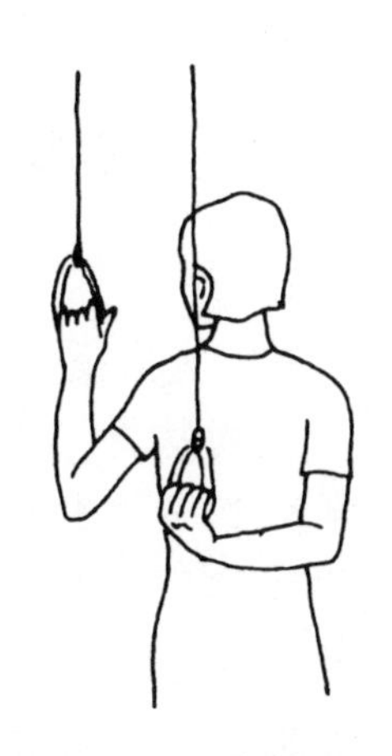

圖 6-2　用滑輪練習器練習肩關節

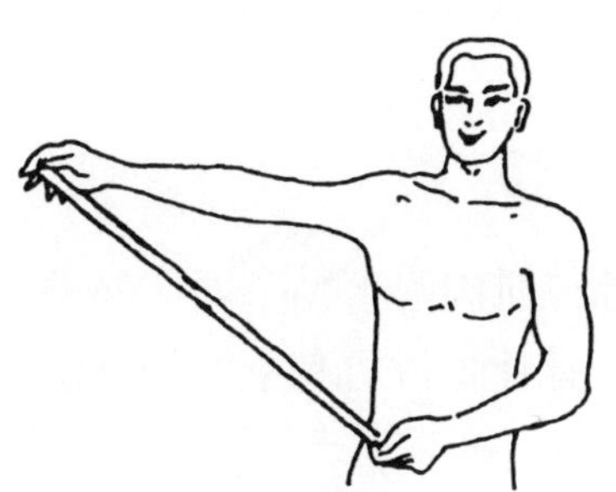

圖 7-1　以健肢幫助(右)患肢外展

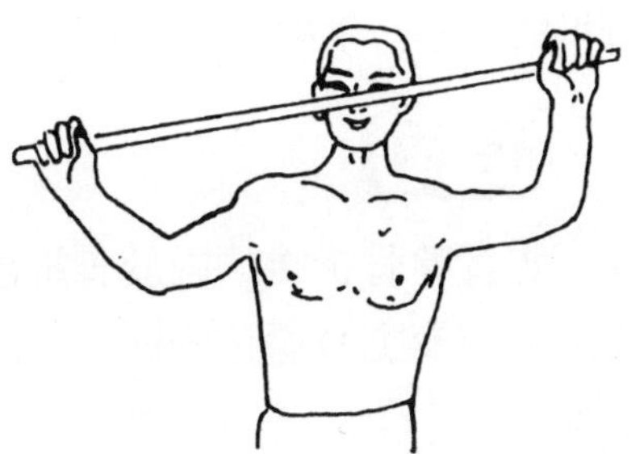

圖 7-2　以健肢幫助(右)患肢上舉

功能鍛鍊是在不影響固定的前提下，儘快恢復患肢肌肉、肌腱、韌帶等軟組織的舒縮活動，防止肌肉萎縮、關節粘連、骨質疏鬆關節僵硬等併發症發生，在病人無痛苦的情況下，即可積極開展全身及傷肢肘腕功能鍛鍊，以利骨折癒合。

第四節　肱骨幹骨折

肱骨幹骨折指肱骨髁上與胸大肌止點之間骨折。肱骨幹為一長管狀骨，中段以上呈圓形，較粗，以下逐漸變細，至下1/3逐漸變成扁三角形，稍向前傾，營養動脈在肱骨中段穿入，向遠近兩端分佈，所以中段以下發生骨折，常因營養而影響骨折癒合。

肱動脈、肱靜脈、正中神經及尺神經經上臂內側行走，橈神經在三角肌粗隆部自肱骨後側沿橈神經溝，緊貼肱骨幹，由內後向外前繞行向下，故當肱骨中下1/3交界處骨折時，易合併橈神經損傷。

病因

肱骨幹骨折後，由於骨折部位肌肉附著點不同，暴力作用方向及上肢體位的關係，肱骨幹骨折可有不同的移位情況。

1. 直接暴力：

如打擊傷、擠壓傷或火器傷等，多發生於中1/3處，多為橫形骨折，粉碎性骨折或開放性骨折，有時可發生多段骨折。

2. 傳導暴力：

如跌倒時手或肘著地，地面反擊暴力向上傳導，與跌倒體重下壓暴力相交於肱骨幹某部即發生斜形骨折或螺旋形骨折，多見於肱骨中下1/3處，此種骨折，多見於肱骨中下 1 / 3 處，此種骨折尖端易刺插於肌肉，影響手法復位。

3. 旋轉暴力：

如投擲物品或扳腕打架，扭轉前臂時，多可引起肱骨中下 1 / 3 交界處骨折，所引起的肱骨骨折多為典型螺旋形骨折。

如骨折平面在三角肌上點上，近折端受胸大肌、大圓肌、背闊肌牽拉向內移位，遠折端因三角肌、肱二頭肌、肱三頭肌作用向外上移位。如骨折平面在三角肌上點以下，近折端受三角肌和喙肱肌牽拉向外前移位，遠折端受肱二頭肌、肱三頭肌作用向上重疊移位。

臨床表現

此種骨折均有明顯外傷史，局部腫脹明顯，壓痛劇烈，傷肢肢體有環形壓痛，有上臂成角畸形，觸摸有異常活動和骨擦音。

如骨折合併橈神經損傷，可出現典型垂腕和伸拇及伸掌指關節功能喪失，拇指不能外展；第 1～2 掌骨間背側皮膚有大小不等的感覺麻木區，或感覺喪失。X 光檢查，顯示骨折類型和移位情況。

合併症

1. 神經損傷：

以橈神經損傷為最多見。肱骨中下 1 / 3 骨折，易由骨折端的擠壓或挫傷引起完全性或不完全性橈神經損傷，典型垂腕、伸拇及伸掌指關節功能喪失，手背橈側皮膚感覺麻木或感覺喪失。

2. 血管損傷：

在肱骨幹骨折併發症中並不少見，一般肱動脈操作不會引起肢體壞死，但也可造成供血不足，一般行手術修復。肢體表現腫脹明顯，青紫，末梢血液循環仍可以。

3. 骨折不連接：

在肱骨中下 1 / 3 骨折常見，多見於橫斷性骨折端的分離移位內固定不正確。手術時損害了血供，適應徵選擇不當，內固定不合要求及術後感染，骨折端間嵌有軟組織，以及多段骨折未能妥善處理、骨折後拍 X 光片檢查過多等。一般採用植骨加內固定治療。

4. 畸形癒合：

肱骨骨折有些成角、旋轉或短縮畸形癒合，因為肩關節活動範圍大，也不太影響傷肢的活動功能。但如肱骨骨折移位特別嚴重，達不到骨折功能復位的要求，嚴重破壞上肢生物力學關係，以後會給肩關節或肘關節帶來損傷性關節炎，也會給病人帶來痛苦。因此，對青少年及少年傷患，應該施行截骨術矯正畸形癒合。

5. 肩、肘關節功能障礙：

多見於老年傷患。因此對老年傷患不能長時間使用廣泛範圍的固定，儘早鍛鍊。

治 療

1. 對橫斷、斜形或粉碎型骨折可手法復位後用夾板或石膏固定。成人固定 6～8 週，兒童 4～6 週。

2. 對螺旋型或長斜型骨折可採用小夾板固定，亦可採用懸垂石膏固定，由石膏重量牽引使骨折復位，但患者不能平臥，睡覺時需取半臥位。

3. 開放復位內固定術，對肱骨開放性骨折斷端嵌入軟組織或手法重定失敗的閉合骨折，同一肢體多發骨折或合併神經血管損傷者行手術開放復位內固定術。

急救

1. 對有生命危險的應以搶救生命為第一位。如合併有休克的病人應以抗休克治療為主。

2. 止血、包紮：

對於開放性損傷，進行有效止血包紮是保持生命體徵有力的措施。用消毒的沙墊、敷料蓋住傷口，再用繃帶、三角巾適當加壓包紮，以壓迫止血。固定結應在肢體外側面，不可在傷口、骨突處等部位，鬆緊適宜。

也可用止血帶結紮止血，這種方法古老而應用廣泛，適用於四肢止血，縛紮止血帶記錄上止血帶的時間，超過1小時，放鬆1～2分鐘，以恢復局部血流或者有新鮮滲血為準，縛紮止血帶的時間越短越好。使用止血帶的缺點是用後可能引起或加重肢端壞死、急性腎功能不全等併發症，因此要慎用，主要用於經其他方法不能控制的出血。

上臂避免縛紮中下1/3處，以免損傷橈神經。經常觀察末梢血液循環情況。

3. 固定：

固定器材不要直接接觸皮膚，應用柔軟的襯墊墊好、避免損傷皮膚，上臂自然下垂，肘關節屈曲90°貼於胸前，將夾板置於上臂外側，加墊後用繃帶將骨折上下端固定，再將前臂懸吊於胸前，用三角巾將上臂與胸部固定。或者在無夾板情況下，用一寬布帶對準骨折處，將上臂固定於胸前，再用三角巾將前臂懸吊即可。

4. 搬運：

注意病人體位舒適，患肢保持功能位置，注意觀察止血是否有效，患肢末梢血液循環情況，一旦發現肢端皮膚青紫、皮膚蒼白、腫脹、麻木等異常，及時查明原因及時處理。

護 理

(一)心理狀態異常

——與患病後患者產生不同心理反應和心理需要有關

1. 疾病對任何人來說都是一種不愉快的事情，所以絕大多數病人都會產生輕重程度不同的情緒反應，抑鬱、焦慮，甚至恐懼。所以，護士有責任用鼓勵的語言、愉快的情緒、和藹的態度對患者進行精神上的安慰、勸解，使之心理狀態得到鬆弛。

2. 提供安靜、舒適的治病和休養環境，避免各種氣味、雜訊刺激，病室內整齊、清潔、被褥乾淨、柔軟，儘量滿足病人要求。

3. 建立良好的醫患關係、護患關係，在平等、相互尊重、信任和合作的基礎上治療、護理。透過對病人進行疾病知識以及衛生科普知識宣傳、講解，減輕和消除病人的疑問與顧慮，使病人得到精神上的支援，增強其戰勝疾病的信心。

(二)有發生失血性休克的可能
——與創傷骨折有關

1. 判斷受傷性質、程度、部位，以估計失血量。下面是成人骨折失血量的估計：

（1）骨盆骨折：＞1000 ml。

（2）四肢動脈損傷：＞1000 ml。

（3）大面積軟組織捻挫及剝脫：1000～2000 ml。

（4）股骨幹骨折：800～1000 ml。

（5）小腿骨折：600 ml。

（6）前臂骨折：200～400 ml。

2. 嚴密監測病人體溫、脈搏、呼吸、血壓、神志、尿量並進行血紅素、紅細胞及其壓積的追蹤檢測。

3. 警惕休克先兆表現：精神緊張或煩躁、面色蒼白、手足濕冷、心率加快、呼吸增快等，血壓正常或稍高，脈壓差小，尿量正常或減少等。

4. 一旦出現休克先兆，迅速建立有效靜脈通路，遵醫囑擴容（輸液、輸血等），先輸晶體和全血，並高流量給氧。

5. 對活動性出血，果斷採取止血措施，觀察有無合併內臟損傷、出血情況，做好術前準備，以備急診手術。

(三)有肢體血液循環障礙的可能

1. 適當抬高患肢，保暖，促進局部血液循環，以利靜脈血液和淋巴液回流，防止、減輕肢體腫脹。

2. 嚴密觀察肢端有無劇烈疼痛、腫脹、痲木感，皮膚有無溫度降低、蒼白或青紫。及時調整外固定物和傷口敷料的鬆緊度，仍不能解決，說明肢端血液循環障礙，立即報告給醫生，查明原因，對症治療。

3. 肢體局部受壓，如夾板的棉壓墊、石膏內層皺褶或肢體骨凸處可表現為持久性局限性頭痛。當皮膚組織壞死後，疼痛可緩解。因此對任何異常疼痛都應提高警惕。

4. 一旦出現血液循環障礙，禁止做按摩、熱敷，防止增加局部代謝，以免加重組織缺血。

5. 對於出現患肢重腕和伸拇及伸掌指關節功能減退或喪失，第 1～2 掌骨間背側皮膚感覺異常，可作為合併或繼發橈神經損傷的依據，注意觀察。

(四) 潛在併發症、脂肪栓塞，與骨幹骨折及脂肪代謝紊亂有關

1. 嚴密觀察病情的動態變化，並詳細記錄。測定脈搏、呼吸、血壓、體溫、意識等，每日 4 次。

2. 觀察有無皮膚或粘膜下出血點，尤其在頸、前胸、上臂內側及球結膜處容易發現。

3. 有無呼吸急促或困難、紫紺，經一般氧吸入無效，血氧分壓低於 8 kPa。保持呼吸道通暢，給予氧吸入，使動脈血氧分壓維持在 9.33 kPa 以上，必要時行氣管插管及正壓呼吸。

4. 高熱者給予頭部冰枕、全身溫水擦洗、酒精擦浴。

5. 維持靜脈輸液通暢，合併肺栓塞、腦栓塞要控制輸液量，因此計算好輸液速度。

6. 記錄出入量、留置導尿管、定時送檢標本，注意血

尿及尿脂肪滴的情況變化。

康復

1. 患者所處體位，肘部屈曲 90°，前臂稍旋前，吊帶懸掛於胸前。

2. 骨折固定後 2 週內，練習指、掌、腕關節活動，並做上臂肌肉的主動舒縮練習，禁止做上臂旋轉活動。

3. 固定 2～3 週後練習肩、肘關節活動。伸屈肩、肘關節：健側手握住患側腕部使患肢向前伸展，再屈肘後伸上臂。如圖 8。

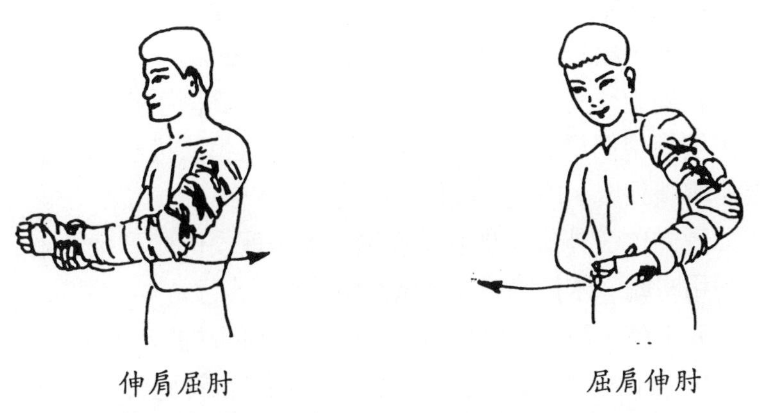

圖 8　肱骨幹骨折伸屈肩、肘磁節功能鍛鍊法

旋轉肩關節：身體向患側傾斜，屈肘 90°，使上臂與地面垂直，以健手握患側腕部，作畫圓圈動作。如圖 9。

雙臂上舉：兩手置於胸前，十指相扣，屈肘 45°，用健肢帶動患肢，先使肘屈曲 120°，雙上臂同時上舉，再慢慢放回原處。禁止做上臂旋轉活動。如圖 10。

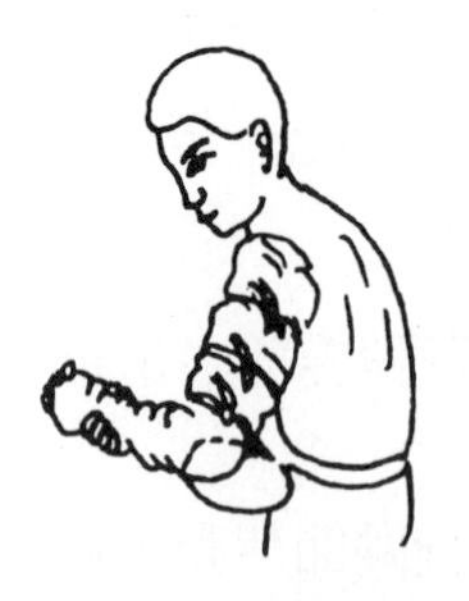

圖 9　旋轉肩關節功能鍛鍊法

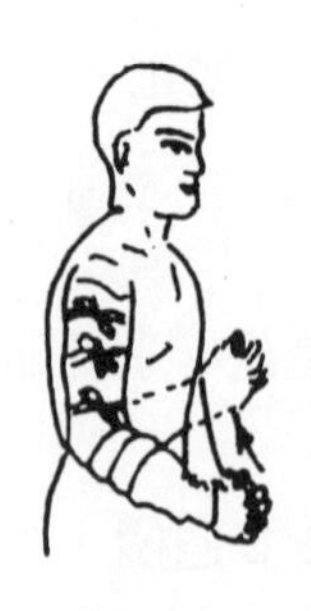

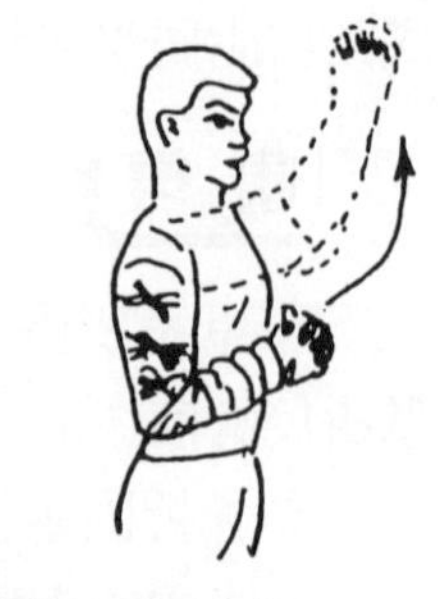

圖 10　雙臂上舉功能鍛鍊法

4. 解除外固定後，行肩、肘全面鍛鍊。

肩關節環轉（畫圓圈，向前彎腰，使上臂自然下垂，活動上肢，順時針或逆時針在水平面畫圓圈）。

肩內旋（將患側手置於背後，然後用健側手托扶患側手去觸摸健側肩胛骨）屈肘肩外旋（舉臂摸頭後部）、上臂旋轉肩外展、內旋、後伸（反臂摸腰）。

肩內收、外旋（患側手摸過面部去觸摸健側耳朵）也可利用滑輪、木棒等簡單器械幫助練習。

5. 上肢、肩部的各種活動，以增強手的功能為主。

6. 任何練習都不應引起劇痛，不應急於施行手法牽拉，有時練習可產生輕微疼痛，但停止活動後，疼痛應消失。

7. 對於合併橈神經損傷時，一般採用非手術方法治療，觀察 2～3 個月後橈神經仍無功能恢復的表現時，再行手術探查。在觀察期間將腕關節置於功能位置，或使用可牽引手指伸直的活動支架，自行活動傷側手指各關節，以防畸形及僵硬。

8. 老年人應儘早加強肌肉、關節功能活動，防止肩、肘關節功能障礙，若已經發生肩或肘關節功能障礙，更要加強其功能活動鍛鍊，並輔助以理療和體療，使之儘快恢複關節功能。

第五節　肱骨髁上骨折

肱骨髁上骨折係指肱骨遠端內外髁上方的骨折。以小兒最多見，占小兒肘部骨折的 30%～40%。多發年齡為 5～12 歲。有時可有血管、神經損傷等併發症。

病 因

肱骨髁上骨折多發生於運動傷、生活傷和交通事故，係間接暴力所致。

根據骨折兩端的關係，通常將其分為兩種。

1. 伸直型：

此型多見，跌倒時肘關節半屈位手掌著地，暴力經前臂傳導至肱骨下端，致肱骨髁上部骨折，骨折線由上至下斜形經過。又可由骨遠端橈側移位或尺側移位分為橈偏型及尺偏型。

2. 屈曲型：

此型較少見，多係肘關節屈曲位肘後著地致髁上骨折，骨折線自上方斜向下方。

臨床表現

傷後肘關節腫脹、疼痛，肘關節功能障礙，髁上部位壓痛明顯，並可觸及骨擦感和反常活動。肘關節骨性標誌倒等腰三角形保持正常。關節正側位片可顯示骨折的類型和移位的程度。同時應常規檢查有無肱動脈、正中神經、橈神經及尺神經損傷。

治 療

1. 無移位的骨折：

後側石膏托固定肘關節於 90°屈曲位 3 週。

2. 有明顯移位骨折：

應儘早施行閉合復位，復位時應先糾正旋轉移位，再矯正側方移位，最後矯正前後移位。對尺偏型矯正時保持輕度橈偏，以防肘內翻發生。

3. 伸直型骨折復位：

滿意後，應用後側石膏托固定於適當的屈肘位，一般採取 60～90°左右的屈曲位，但以不致使橈動脈減弱為準，2 週後換石膏托固定肘於鈍角位，3 週後拆除石膏練習活動。屈曲型骨折則於伸肘位牽引整復並固定於伸肘位 2 週，其後再屈曲患側肘至 90°，並用石膏托繼續固定 3 週。

肱骨髁上骨折處理不當引起 Volkman 缺血性肌痙攣和肘內翻畸形，神經損傷以正中神經為最多，但多為挫傷。三個月內若無恢復，可能為神經斷裂，應行手術探查。肘內翻畸形輕度無需處理，畸形明顯可於 14 歲後行髁上楔形截骨矯正術。

4. 手術治療：

對開放性骨折，斷端間夾有影響復位和合併有血管損傷時，可行切開復位克氏針內固定，術後長臂托固定3週。

合併傷

1. 周圍神經損傷：

有正中神經損傷、橈神經損傷或尺神經損傷，多有骨折近折端移位損傷。周圍神經表現支配區域完全或部份功能喪失。

（1）正中神經損傷：因正中神經支配前臂掌面肌肉、大魚際肌及橈側二蚓狀肌以及手掌橈側、橈側三個半手指的皮膚感覺。損傷後前臂不能旋前、不能屈腕屈指，食指中指指間關節伸直，拇指遠端屈曲、外展、對掌功能喪失；橈側三個半手指的感覺喪失。患手呈現「猿手」畸形，大魚際肌萎縮等症狀。

（2）尺神經損傷：因尺神經支配前臂的尺側腕屈肌、指深屈肌、小魚際肌、尺側二蚓狀肌及所有骨間肌；支配手掌尺側及尺側一個半手指的皮膚感覺。

傷後，其所支配肌肉即癱瘓，但由於異常支配，或因其他有相同功能肌肉的肌肉替代作用，患者仍可保持一定運動功能。但小指中節、末節的感覺喪失即可明確診斷。傷後一定時間可出現環指、小指的「爪形手」畸形。但尺神經在肘關節以上受傷，由於環指、小指的指深屈肌也癱瘓，而無「爪形指」畸形。

（3）**橈神經損傷**：橈神經支配肱三頭肌、旋後肌以及伸腕、伸拇、伸指諸肌肉。患者傷後無法伸肘、旋後前臂、背伸腕及伸指，並出現典型的「重腕」畸形，同時喪失第 1、2 掌骨之間背面的感覺。

2. Volkman 缺血性肌攣縮：

由於骨折移位、或碎片血腫壓迫肱動脈，造成肢體遠端劇痛、蒼白、麻痹、無動脈搏動，感覺異常等早期缺血性攣縮表現，也可因創傷造成動脈痙攣變細，出現末梢血液循環異常。應及早手術探查。

3. 肘內翻：

比較多見，由於肱骨髁上骨質扁平而薄，肱骨遠側骨折端向尺側移位後很難維持在正常生理軸位上。因骨折端接觸面小和肢體重力作用，很容易導致肘內翻畸形。

急 救

1. 止血：

對於出血迅猛，呈噴射狀或搏動性出血，血液呈鮮紅色，立即採取有效止血措施。

（1）**加壓包紮法**：用較多無菌紗布或清潔布類覆蓋傷口，對較深大的出血傷口，宜用敷料填充，再用較多敷料環繞傷段內徑，外用繃帶加壓包紮。加壓力量，以能止血為度，使肢體遠端仍有循環血運，抬高患肢。

（2）**指壓法**：為止血的短暫應急措施。如判斷為肱動脈出血，可用手指或手掌壓迫出血動脈的近側端。將血管壓向深部骨骼，隨即用包紮法止血。

（3）**止血帶止血法**：如不能用加壓包紮止血時，立即使用止血帶。充氣止血帶壓力均勻，壓力大小可以調節，或用寬橡膠帶式止血帶，縛在傷口稍上方處，止血帶應加襯墊，以免壓壞皮膚。止血帶不可長時間用，應爭取在1.5～2小時內到達有條件的醫院採取進一步的止血措施，及早撤去止血帶。止血帶使用不當可帶來嚴重併發症，以致引起肢體壞死，腎功能衰竭，甚至死亡。

2. 嚴密觀察病人神志呼吸、血壓、脈搏、體溫，出現休克要立即搶救生命。應遵遁先整體後局部的原則。

3. 患者取仰臥中凹位（下肢和軀幹各抬高20～30°），以增加回心血量及改善腦血流。並有利於呼吸、循環功能維持，防止隔肌和腹腔臟器上移。

4. 保持呼吸道通暢並立即給氧，或減輕組織缺氧狀況。

5. 立即建立兩條或兩條以上靜脈通道，以保證膠體、晶體、各類藥物及全血的輸入，恢復有效循環血量，保持中心靜脈壓的測量。

6. 固定，將上臂牽直肘關節屈曲90°貼於胸前，將夾板置於上臂外側，加墊後用繃帶、布帶固定，再用三角巾將上臂與胸部固定。平臥位時抬高患肢。

7. 觀察患肢末梢血液循環情況，橈動脈搏動消失，甚至微弱、皮膚蒼白、皮膚溫度下降，遠端毛細血管充盈時間延長，說明患肢末梢供血嚴重不足或完全中斷。採取措施、鬆止血帶或鬆繃帶，以遠端有血運為原則。

8. 觀察疼痛情況，疼痛是神經對缺血的早期反應。

9. 立即搬運到有條件醫院進一步救治。

護理

(一)難以配合治療護理
——與年齡及疾病引起不適有關

1. 本病兒童多見，一般說來，小兒不具備目的性，所以疾病痊癒不能成為其健康要求，同時不能忍受治療操作，加上疾病本身帶來的痛苦，而表現為執拗、衝動、大哭大鬧，因此，護理人員要態度和藹，有慈母般心腸，充分了解和解決他們的痛苦，以取得患兒的依賴和信任。

2. 技術操作時，動作熟練、輕巧，靜脈穿刺一針見血，減少患兒痛苦。對於不配合的患兒要有耐心，正確引導，讓他與自己心中英雄、榜樣對比，提高信心，也成為別人心中的英雄。

3. 對於哭鬧不止的患兒，仔細查明原因，檢查患肢情況，以便對症處理。如果是缺血引起，立即報告醫生。

4. 做好患兒家長的工作，使其積極配合治療護理。

(二)自身活動障礙
——與患肢部位周圍神經損傷有關

1. 檢查患肢感覺、運動情況及肌肉萎縮程度。

2. 判斷感覺障礙，患肢缺血的感覺障礙多呈套式，神經損傷所至障礙與神經分佈相一致。

3. 因患肢感覺障礙，要經常檢查患肢固定部位皮膚，過緊有勒痕及時放鬆。

4. 手術後檢查患肢感覺，肌力恢復情況，準確記錄，並與術前相比較。

5. 治療過程中配合理療、針灸、電刺激等，並指導病人進行功能鍛鍊。向患者講解神經恢復是一個漫長的過程，必須持之以恆，鍛鍊要循序漸進。

(三)保持有效外固定,預防併發症

1. 石膏外固定：

未乾前搬動石膏要用手掌托，避免在石膏上壓出手指的凹陷，夏天晾乾、冬天烤乾，不管什麼季節，以促其速乾。

患肢抬高，可用枕墊起。經常檢查石膏周圍的皮膚，有無紅腫、摩擦傷，早期發現、早期處理，或每天手指沾紅花油、酒精伸入石膏邊緣裏進行皮膚按摩，促進血液循環、防止壓瘡。遇患者主訴石膏內疼痛時，檢查判斷，防止石膏包紮過緊，壓迫所致、報告醫生開窗減壓。

2. 牽引患兒保持體位舒適，牽引位置不要挪動，牽引重量不要隨意加減，注意保護腋窩，以免損傷腋下神經和血管，冬天注意保暖。

(四)有肢體血液循環障礙可能

牽引患兒，患肢肘部多腫脹，再置肘於屈曲位，很容易發生血液循環障礙，所以要經常注意檢查血運情況，及早發現問題，以防止缺血性攣縮發生。

缺血的症狀是：劇痛，橈動脈搏動減弱或消失，末梢循環不良，手部皮膚蒼白、被動伸屈手指可引起劇痛等。缺血 4～6 小時可造成缺血攣縮。

（1）出現異常情況，及時報告醫生，鬆解固定物及包紮敷料。必要時做好術前準備，以備手術。

（2）外固定鬆緊適宜，過緊也將引起血液循環障礙、局部感覺異常，過敏或遲鈍、麻木，兩點分辨覺消失。

（3）注意觀察患兒狀態、表情，患兒難以準確表達不適，但同時難以忍受住疾病發展中出現的不適，向患兒家長說明併發症的嚴重性，使之提高警惕，密切合作。

康 復

1. 向患兒家長講明功能鍛鍊的重要性，以便取得家長的重視、理解和合作。

2. 教給患兒和家長功能鍛鍊的方法，使家長能協助功能鍛鍊。

3. 傷後 1 週內開始練習握拳、伸指、腕關節屈伸及肩關節外展、內收、前屈、後伸、外旋、內旋等各種活動。

4. 4～5 週去除外固定後練習肘關節屈伸活動。以主動活動為主，不做強力的被動活動，以免發生新的損傷。

練習方法：主動屈伸活動：患者坐在桌前，上臂平放在桌子上，做主動的屈曲與伸直練習。如圖 11。

健側手輔助患肢練習肘關節屈伸活動，患者坐在桌前，上臂平放在桌面上，以健手握住患肢腕，輔助完成肘關節的屈伸活動。如圖 12。

5. 認真傾聽患兒主訴鍛鍊的反應，如果感到疼痛不適時應減少活動次數，縮小活動範圍，不要急於求成，慢慢適應。

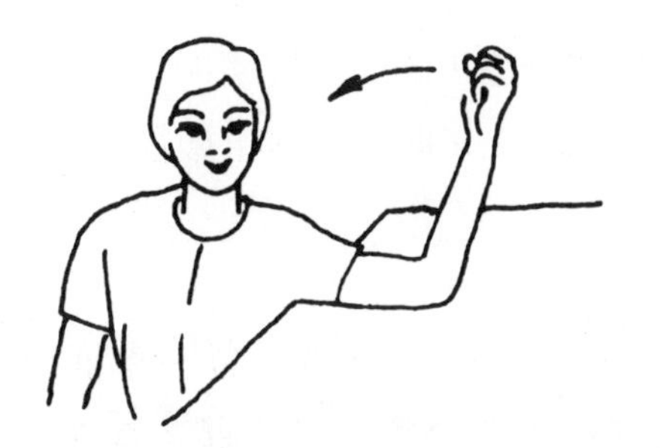

圖 11　肘關節主動屈伸練習

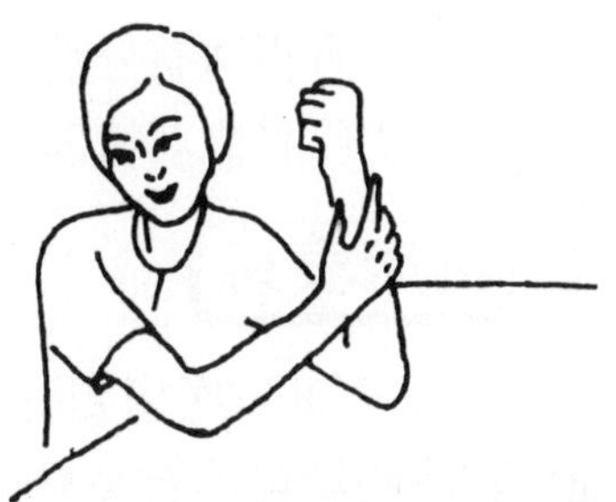

圖 12　健手輔助患肢練習肘關節屈伸活動

第六節　肱骨髁間骨折

肱骨髁間骨折好發於青壯年及老年，常呈粉碎型，為肘部嚴重損傷之一。由於肱骨遠端關節面損傷，其預後較差，多留有肘關節功能障礙。

病因

係受強大暴力所致，多見於伸肘位或屈肘位躍倒致傷，強大的傳導應力作用於肱骨遠端，造成肱骨遠端的「T」形或「Y」型骨折，骨折後應力的繼續作用及骨折塊間相互碰撞，形成多種多形骨折形態。但從治療角度，根據骨折移位大小可分為 4 度（Riseborgh's 分度）。

Ⅰ度：骨折無移位或輕度移位，關節面保持平整。

Ⅱ度：骨折有移位但兩髁無分離及旋轉，關節面也基本平整。

Ⅲ度：骨折塊有分離並旋轉移位，關節面破壞。

Ⅳ度：肱骨髁部粉碎或三塊以上，關節面嚴重破壞。

臨床表現

傷後肘關節疼痛劇烈，壓痛廣泛，肘部常有明顯血腫，腫脹明顯可伴有畸形，常出現肘內翻，可及骨擦音。肘後三角關係改變紊亂，肘關節半屈曲狀，伸展，屈曲和旋轉受限，應注意有無血管、神經損傷。

肘部正側位 X 光片，對於骨折類型和移位程度的判斷有重要臨床意義。

治療

1. 對於Ⅰ、Ⅱ度骨折患者，單純石膏托或超關節夾板固定。有分離的骨折可自兩側擠壓雙髁使之復位，再整復髁上部位的移位，然後再以夾板或石膏固定，一般固定 4～6 週。

2. 肘部腫脹明顯不能閉合復位者，如整復後骨折不穩定，可行尺骨牽引。在牽引固定中即可早期行功能鍛鍊，6 週去除牽引。

3. 切開復位內固定，對Ⅲ度和Ⅳ度骨折為準確復位和早期開始功能鍛鍊，均可採用手術治療。手術後 2 週開始肘關節功能練習。

合併傷

周圍神經血管損傷：

肱骨髁間骨折容易形成肘部血腫或創傷後組織腫脹，

將使肱動脈及正神經受壓迫，造成上肢遠端缺血症狀，運動感覺障礙，最後 Volkmam 缺血性攣縮形成，則可造成上肢永久性病變。

在護理上要仔細觀察，熟悉解剖位置，血管、神經走向、分佈，同時要有預見性，防止一切不良併發症發生，保持肢體癒後健康。

急 救

1. 止血：

對於出血迅猛，呈噴射狀或搏動性出血，血液呈鮮紅色，立即採取有效止血措施。

（1）**加壓包紮法**：用較多無菌紗布或清潔布類覆蓋傷口，對較深大的出血傷口，宜有敷料填充，再用較多敷料環繞傷段內徑，外用繃帶加壓包紮。加壓力量，以能止血為度，使肢體遠端仍有循環血運，抬高患肢。

（2）**指壓法**：為止血的短暫應急措施。如判斷為肱動脈出血，可用手指或手掌壓迫出血動脈的近側端。將血管壓向深部骨骼，隨即用包紮法止血。

（3）**止血帶止血法**：如不能用加壓包紮止血時，立即使用止血帶。充氣止血帶壓力均勻，壓力大小可以調節，或用寬橡膠帶式止血帶，縛在傷口稍上方處，止血帶應加襯墊，以免壓壞皮膚。

止血帶不可長時間用，應爭取在 1.5 小時～2 小時內到達有條件的醫院採取進一步的止血措施，及早撤去止血帶。止血帶使用不當可帶來嚴重併發症，以致引起肢體壞死，腎功能衰竭，甚至死亡。

2. 嚴密觀察病人神志呼吸、血壓、脈搏、體溫，出現休克，立即搶救生命。應遵循先整體後局部原則。

3. 患者取仰臥中凹位（下肢和軀幹各抬高 20～30°），以增加回心血量及改善腦血流。並有利於呼吸、循環功能維持，防止隔肌和腹腔臟器上移。

4. 保持呼吸道通暢並立即給氧，或減輕組織缺氧狀況。

5. 立即建立兩條或兩條以上靜脈通道，以保證膠體、晶體、各類藥物及全血的輸入，恢復有效循環血量，保持中心靜脈壓的測量。

6. 固定，將上臂牽直肘關節屈曲 90°貼於胸前，將夾板置於上臂外側，加墊後用繃帶、布帶固定，再用三角巾將上臂與胸部固定。平臥位時抬高患肢。

7. 觀察患肢末梢血液循環情況，橈動脈搏動消失或甚至微弱、皮膚蒼白、皮膚溫度下降，遠端毛細血管充盈時間延長，說明患肢末梢供血嚴重不足或完全中斷。採取措施、鬆止血帶或鬆繃帶，以遠端有血運為原則。

8. 觀察疼痛情況，疼痛是神經對缺血的早期反應。

9. 立即搬運到有條件的醫院進一步救治。

護 理

(一) 焦慮

——與角色改變及擔心癒後有關

1. 建立良好的護患關係，多與病人交談，瞭解其心理狀態，以良好的態度、嫻熟的技術，贏得病人信賴，使他們主動配合治療和護理。

2. 對患者要高度負責，處處為其著想，如遇緊急情況要沉著、冷靜，言行上表示有信心，絲毫不能流露出不利於病情的言語和表情。

3. 加強健康教育，提高他們對疾病的認識，更好地發揮病人對治療的主觀積極性。

4. 鼓勵病人說出不良心理因素，對症處理，耐心說明勸解，逐漸適應環境及角色變化。

(二)保持有效外固定

1. 保持牽引錘、砝碼懸空，滑車靈活，防止牽引繩斷裂或滑脫，以免影響牽引效果。

2. 牽引重量不要隨意增減，牽引位置不要隨意變動，患者不能擅自改變體位。

3. 當牽引病人敘述患處疼痛時，應認真分析原因，不可簡單地減輕重量。

4. 石膏注意保持清潔乾燥，未乾前須用手掌托住石膏肢體，不能用手抓捏，以免在石膏上形成凹陷，對肢體形成局限性壓迫。傾聽病人主訴，壓瘡的早期症狀是局部持續性疼痛。注意觀察石膏邊緣及骨隆突部位有無紅腫、摩擦傷等。

(三)有發生血液循環障礙可能

1. 對於新上石膏固定的病人或新上牽引的病人應嚴格交接班、床頭交接固定位置，說明患肢末梢血液循環情況及患者主訴狀態，便於各班觀察護理。

2. 要求病人體位舒適，觀察肘部關節腫脹情況，復位固定後是進一步腫大還是減輕，肘部有無血腫形成，固定物是否有壓迫神經、血管現象。

3. 觀察患肢有無蒼白、厥冷、發紺疼痛、感覺減退或麻木及橈動脈搏動現象，如發現異常反應及時通知醫生並妥善處理，防止發生缺血性攣縮。

康復

1. 一般手法復位外固定者，多在固定 1～2 週後，腫脹疼痛減輕後，即可開始練習肘關節伸屈及前臂旋轉活動。活動範圍由小到大，次數逐漸增多，遵循循序漸進原則。肘關節的正常活動範圍是：肱尺關節屈伸運動和肱橈關節的旋前及旋後運動。肘關節屈 30～40°，伸 180°；前臂旋前 80～90°，旋後 80～90°。

2. 4 週後去除外固定，骨折部長出足夠骨痂，可以進行肩關節、肘關節，腕關節全方位活動，防止肌肉萎縮，關節僵硬。

3. 手術治療一般在術後十天開始練肘關節屈、伸活動。術後 1 週內練習握拳，伸指、腕關節屈伸及肩關節外展、內收等各項活動。

4 週後利用器械練習肘關節的屈伸活動：患肢手握啞鈴練習屈伸活動：病人坐在桌前，上臂平放在桌上，患肢手握 5～8 磅重啞鈴，練習屈伸活動（屈肘）圖 13。及患肢手拿木棒，屈肘 90 度，做前臂的旋前及旋後練習（圖 14）。

牽引方法：患者平躺在床上，用砂袋壓住受牽引的上臂（起固定作用），屈肘牽引。牽引重量 5～15 磅（由輕

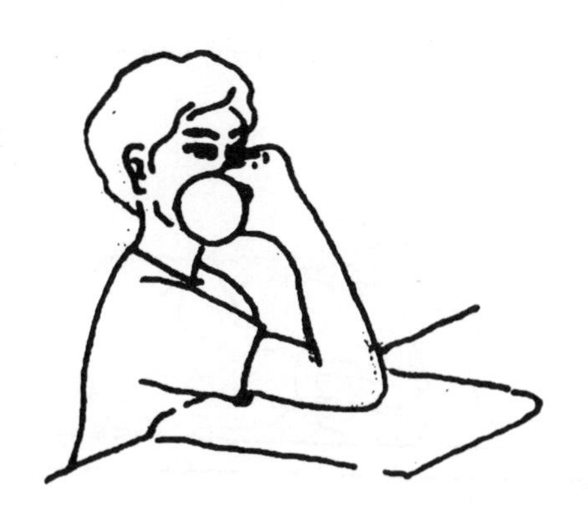

圖 13　手握啞鈴練習肘屈伸活動

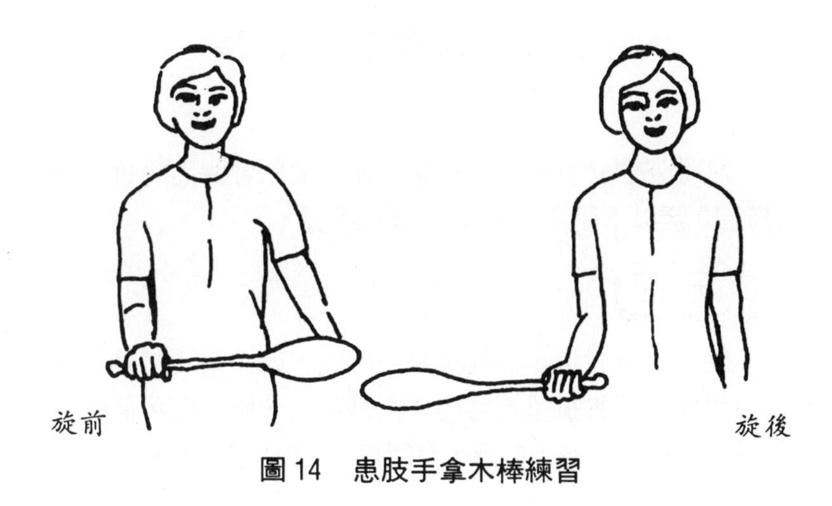

圖 14　患肢手拿木棒練習

到重循序漸進）。時間每次是 15～20 分鐘，10 次為一療程，可連續做 1～3 個療程。此種方法適用於骨癒合較牢固，然後去除外固定。如圖 15。

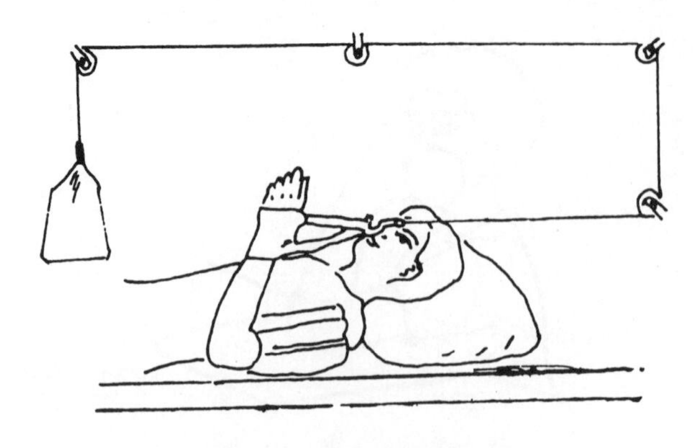

圖 15　牽引法練習屈肘

第七節　肱骨外髁骨折

肱骨外髁骨折多見於兒童，僅次於肱骨髁上骨折，好發於 10 歲以下兒童，尤以 5～6 歲多見。

病 因

肱骨外髁骨折多係間接暴力所致。如跌倒時肘關節外展位受傷，則骨折遠端常向外側移位，伸肌收縮可使骨折塊進一步移位及發生旋轉，有時可達 180°的翻轉移位。

臨床表現

肘外側明顯腫脹，肘關節呈半伸直位，外髁外有明顯壓痛，並常可觸及骨折塊的活動及骨擦音，肘後三角關係亦有改變。

X 光檢查可以明確移位情況。

治 療

1. 無移位骨折

石膏固定肘關節於 90°屈曲位 3～4 週。

2. 有側方移位骨折

消腫後重定，根據骨折重定後的穩定情況，再用石膏固定，保持肘關節伸直或屈曲位，前臂旋後位。

3. 手法復位失敗者，可手術切開復位內固定。

急 救

1. 止血：

（1）**指壓法**：用手指或手掌把出血的血管上端壓在下方骨骼上，以截斷血流達到臨時止血的目的，止血點在上臂肱二頭肌中段內側壓迫肱動脈。

（2）止血帶在上臂肱二頭肌中段內側肱動脈處縛紮也可，時間不可過長。

（3）在傷口出血部位填塞無菌敷料加壓包紮。

2. 固定：

將上臂牽直，肘關節屈曲 90°貼於胸前，將夾板置於上臂外側，加墊後用繃帶固定，平臥位時抬高患肢 5～8cm，略高於心臟水平。

3. 搬運時，體位舒適，避免劇烈震盪，注意觀察患肢末梢血液循環情況。皮膚顏色、溫度、腫脹、感覺麻木異常以及橈動脈搏動情況，出現異常，及時檢查，並採取相應措施。

護 理

(一)疼痛

——與骨折有關

1. 保持周圍環境安靜、舒適、清潔，減輕因病人心煩而加重的疼痛。對新入院病人多講解介紹醫院有關情況，使病人儘快熟悉環境，增加安全感，減輕不良心理反應。

2. 耐心傾聽病人訴說，細心觀察病人的反應，分析疼痛的原因、部位、性質和程度，並進行評估。一般創傷後2～3日疼痛可緩解，5～7日後病人可適應，當出現炎症、缺血、固定物不當時疼痛加重，注意判斷。

3. 教會病人放鬆的技巧，如聽廣播，講故事，聽音樂等，或運用暗示療法。

4. 患肢注意保暖，減少肌肉痙攣，抬高患肢以利回流，減輕軟組織腫脹。

5. 必要時與醫生協商，給予止痛劑，保證睡眠。

(二)有皮膚完整性受損的危險

——與石膏固定後石膏處受壓有關

1. 石膏內出現瘙癢時，應禁止病人用硬物搔抓，以免損傷皮膚繼發感染，必要時滴少許酒、醋止癢。

2. 保持石膏清潔，避免潮濕。

3. 防折斷，石膏固定後有脆性，由於重力震動，關節部位易折斷，勿使關節處成角，千萬勿內陷，以免壓迫血管神經。

4. 石膏邊緣應修理整齊，光滑，使病人舒適。避免壓迫和摩擦肢體。每日用手指蘸酒精伸到石膏邊緣裏按摩一次，以促進局部血液循環。

5. 保持床鋪被褥清潔、平整、乾燥、無碎屑，使病人舒適。

(三)有發生血液循環障礙的可能

1. 石膏外固定病人應列入交接班項目，進行床頭交接班。

2. 將患肢抬高，用軟枕墊起 5～8 cm，略高於心臟水平。

3. 嚴密觀察患肢有無蒼白、厥冷、發紺、疼痛、感覺減退及麻木等，如發現異常，應及時通知醫生並妥善處理。皮膚感覺減退或消失，但血運尚好，表明是神經受壓，應立即在受壓部位開窗減壓或更換石膏；如血運障礙伴神經受壓，應考慮缺血性攣縮的可能，必須立即拆除石膏，找出原因進行處理。

4. 手術後注意觀察患肢末梢血液循環情況下還要注意觀察傷口滲血及疼痛、腫脹，及時更換敷料。

康 復

1. 向患兒家長講明功能鍛鍊的重要性，以便取得家長的重視、理解和合作。

2. 教給患兒和家長功能鍛鍊的方法，使家長能協助功能鍛鍊。

3. 傷後 1 週內開始練習握拳、伸指、腕關節屈伸及肩關節外展、內收、前屈、後伸、外旋、內旋等各種活動。

4. 4～5 週去除外固定後練習肘關節屈伸活動。以主動活動為主，不做強力的被動活動，以免發生新的損傷。

練習方法：

主動屈伸活動：患者坐在桌前，上臂平放在桌子上，做主動的屈曲與伸直練習。（見圖 11）

健側手輔助患肢練習肘關節屈伸活動，患者坐在桌前，上臂平放在桌面上，以健手握住患肢腕，輔助完成肘關節的屈伸活動。（見圖 12）

5. 認真傾聽患兒主訴鍛鍊的反應，如果感到疼痛不適時，應減少活動次數，縮小活動範圍，不要急於求成，慢慢適應。

第八節　尺橈骨幹雙骨折

尺橈骨幹骨折是常見的創傷。尺橈兩骨組成前臂骨骼。尺骨上端為構成肘關節的重要組成部分，橈骨下端為構成腕關節的主要組成部分。

病因

1. 直接暴力：

如打擊、車輪輾軋、擠壓等，造成兩骨同一平面的橫形骨折或粉碎骨折，軟組織多有嚴重損傷。

2. 間接暴力：

如跌倒時手掌著地，暴力沿橈骨向近側傳導，殘餘暴力經骨間膜斜向下傳導至尺骨，引起較低位的尺骨骨折。

3. 扭轉暴力：

如使前臂發生扭轉暴力，可造成兩骨的螺旋骨折或斜形骨折。

臨床表現

前臂外傷後腫脹、畸形、疼痛、傷肢活動障礙，檢查時見前臂壓痛，有假關節活動及骨擦音、骨擦感。

X 光檢查能確定診斷及骨折類型，攝片範圍應包括上下尺橈關節，是否存在損傷肘、腕兩個關節，以免漏診。

治 療

1. 手法復位、小夾板或石膏外固定 6～10 週，可根據 X 光及臨床表現，來確定去除外固定時間。

2. 開放復位內固定：

採用鋼板螺絲釘或加壓鋼板螺絲釘內固定，亦可採用髓內釘內固定，適用於多發性骨折、多段骨折、不穩定骨折、開放性骨折以及手法復位失敗者，術後適當採用外固定。

合併症

1. 前臂肌間隔綜合徵：

發生原因由尺橈骨折和前臂肌肉損傷嚴重，反覆手法復位、開放復位內固定手術粗暴、外固定不適當及過緊等造成局部出血、腫脹嚴重，使前臂肌間隔內壓力逐漸增高，壓迫血管、神經面出現一系列症狀。

2. 骨折不癒合：

由多種原因造成，血運障礙、感染、過度牽引及手法復位粗暴等都可造成骨折不癒合。牽引時避免骨折端形成間隙，運送病人時，骨折固定要妥當，以減少局部創傷，手法重定動作輕柔，預防感染、加強營養，骨折固定期間，注意非制動關節活動、早期離床活動，改善全身情況。

急 救

1. 止血：

可採用加壓包紮止血，用無菌敷料覆蓋傷口，再用繃帶或布帶加適當的壓力包紮。一般 20 分鐘後即可止血。

包紮向心性包紮由下至上。止血帶止血選擇用橡皮管止血帶、充氣止血帶或血壓表束帶。

使用橡皮管止血帶抬高患肢，用敷料、布、棉花墊於止血帶下，在出血部位上方縛紮止血帶，上臂上 1 / 3 處上止血帶，以阻止動脈流血為度。每 1 小時放鬆止血帶 1～2 分鐘。

充氣止血帶或血壓表束帶，放在出血部位的上端，成人壓力為 33.3～39.9 kPa（250～300 mmHg）；兒童為 20～26.6 kPa（150～200 mmHg）。

指壓止血法：壓迫肱動脈，用拇指於肱二頭肌內側溝中部向外壓向肱骨上。

2. 固定：

協助病人屈肘 90 度，取兩塊長度超過肘關節致腕關節長度夾板，分別置於前臂的內、外側，然後用繃帶於兩端固定，再用三角巾將前臂懸吊呈功能位放於胸前。

3. 搬運：

運送病人時，避免劇烈震盪，扶住患側，以減少局部創傷，注意觀察患肢末梢血液循環及全身情況。

護理

(一)保持有效外固定

1. 對夾板外固定的病人進行床頭交接班，重點觀察。

2. 墊高夾板固定的肢體，略高於心臟水平，鬆緊適宜，傷後每日檢查2～3次，如發現問題隨時調整。腫脹消退後，注意小夾板適當縛紮緊一些，太鬆影響固定。

3. 如發生壓瘡，先將局部處理後再行固定。

4. 石膏外固定，未乾前減少搬動，不可用手抓，搬動時雙手托起，以免在石膏上形成凹陷，對肢體形成局限性壓迫。

5. 注意患肢傷口滲血滲液對石膏污染，及時更換敷料，觀察滲血量多少，如有異常，及時對症處理。

(二)有發生血液循環障礙的可能

1. 嚴密觀察患肢有無蒼白、厥冷、發紺、疼痛、感覺減退及麻木等，如發現異常，應及時通知醫生並妥善處理。如肢端血運障礙，患肢疼痛劇烈、腫脹嚴重和皮膚青紫或蒼白，手指麻木、不能活動和無脈搏，這是前臂肌間隔綜合徵先兆，應立即鬆開外固定，必要時作好術前準備，手術探查或切開減壓處理。

2. 手術後也要用枕抬高患肢，注意觀察傷口腫脹、滲血情況以及肢端血液循環。

3. 由於小兒不能準確敘述自己的不適，因此應細心觀察患兒表現，耐心鼓勵患兒講述自己的感覺，以及時發現異常，同時應向患兒家屬說明預防合併症的嚴重性，使之密切配合。

康復

1. 功能鍛鍊於復位固定後即可開始。初期可練習上臂和前臂肌肉舒縮活動，用力握拳，充分屈伸手指的動作。

2. 2 週後局部腫脹消退，開始進行練習肩、肘、腕諸關節活動，頻率和範圍逐漸增加。但禁忌做前臂旋轉活動。

3. 4 週後練習前臂旋轉及用手推牆動作，使兩骨折端之間產生縱軸擠壓力。

練習方法：

（1）可利用器械做旋轉活動練習，使患者屈肘 90°，手拿火炬棒做前臂的旋前及旋後練習。

（2）屈肘 90°用前臂旋轉器練習前臂旋前及旋後活動。

4. 7～9 週後，如 X 光顯示骨折已臨床癒合，即可拆除外固定，充分鍛鍊各關節功能。

第九節　孟氏骨折

孟氏骨折（Monteggia，骨折）即尺骨上 1 / 3 骨折合併橈骨頭脫位。

病因

骨折可由直接暴力或間接暴力所引起。根據骨折移位形態，臨床常見有伸直型、屈曲型、內收型三種類型。以伸直型多見。

1. 伸直型：

如跌倒時肘關節伸直位，前臂旋後，掌心著地，重力由肱骨縱軸傳向前下方，地面反作用力通過掌心傳向後上方，造成尺骨斜骨折；殘餘暴力轉移於橈骨上端，使橈骨小頭向前脫出，尺骨兩斷端向掌側橈側成角。此型多見於兒童。

2. 屈曲型：

跌倒時肘關節微出位，前臂旋前，掌心觸地，尺骨兩斷端向背側橈側成角移位並合併橈骨頭向後外方移位。多見於成人。

3. 內收型：

跌倒時肘關節伸直位，前臂旋前，上肢略內收。尺骨冠突部發生橫斷、縱裂或縱行劈裂骨折，或只向橈側成角移位，橈骨頭向外脫出，多見於幼兒。

臨床表現

傷後前臂肘關節腫脹、疼痛、壓痛局限於尺骨上 1 / 3 或尺骨鷹嘴分橈骨頭尺骨有成角畸形及假關節活動，肘關節屈伸功能及前臂旋轉功能障礙。

X 光檢查，判斷骨折部位、類型，攝片應包括從腕關節至肘關節，以免漏診。

合併傷

橈神經損傷：

孟氏骨折 10%病人合併橈神經深支損傷，多為神經牽拉傷，多能自行恢復。少數病人透過手術探查，臨床表現可出現暫時性麻痺和垂指垂腕畸形。

治療

1. 手法復位：

小夾板或石膏固定肘關節於屈曲 90°，前臂中立位，再用三角巾懸掛於胸前。

2. 手法復位失敗，軟組織損傷嚴重，尺骨粉碎性骨折或多段骨折，可行手術切開復位內固定術，術後用石膏托外固定。

急救

1. 止血：

可採用加壓包紮止血，用無菌敷料覆蓋傷口，再用繃帶或布帶加適當的壓力包紮。一般 20 分鐘後即可止血。包紮為向心性包紮，由下至上。止血帶止血選擇用橡皮管止血帶、充氣止血帶或血壓表束帶。使用橡皮管止血帶抬高患肢，用敷料、布、棉花墊於止血帶下，在出血部位上方縛紮止血帶，上臂上 1 / 3 處上止血帶，以阻止動脈流血為度。每 1 小時放鬆止血帶 1～2 分鐘。

充氣止血帶或血壓表束帶，放在出血部位的上端，成人壓力為 33.3～39.9 kPa（250～300 mmHg）；兒童為 20～

26.6 kPa（150～200 mmHg）。

指壓止血法：壓迫肱動脈，用拇指於肱二頭肌內側溝中部向外壓向肱骨上。

2. 固定：

協助病人屈肘 90°，取兩塊長度超過肘關節致腕關節長度夾板，分別置於前臂的內、外側，然後用繃帶於兩端固定，再用三角巾將前臂懸吊呈功能位放於胸前。

3. 搬運：

運送病人時，避免劇烈震盪，扶住患側，以減少局部創傷，注意觀察患肢末梢血液循環及全身情況。

護 理

(一)保持有效外固定

1. 對夾板外固定的病人進行床頭交接班，重點觀察。

2. 墊高夾板固定的肢體，略高於心臟水平，鬆緊適宜，傷後每日檢查 2～3 次，如發現問題隨時調整。腫脹消退後，注意小夾板適當縛紮緊一些，太鬆影響固定。

3. 如發生壓瘡先將局部處理後再行固定。

4. 石膏外固定，未乾前減少搬動，不可用手抓，搬動時雙手托起，以免在石膏上形成凹陷，對肢體形成局限性壓迫。

5. 注意患肢傷口滲血滲液對石膏污染，及時更換敷料，觀察滲血量多少，有無異常，及時對症處理。

(二)有發生血液循環障礙的可能

1. 嚴密觀察患肢有無蒼白、厥冷、發紺、疼痛、感覺減退及麻木等，如發現異常應及時通知醫生並妥善處理。

如肢端血運障礙，患肢疼痛劇烈、腫脹嚴重和皮膚青紫或蒼白，手指麻木、不能活動和無脈搏，這是前臂肌間隔綜合徵先兆，應立即鬆開外固定，必要時作好術前準備，手術探查或切開減壓處理。

2. 手術後也要用枕抬高患肢，注意觀察傷口腫脹、滲血情況以及肢端血液循環。

3. 由於小兒不能準確敘述自己的不適，因此應細心觀察患兒表現，耐心鼓勵患兒講述自己的感覺，以及時發現異常，同時應向患兒家屬說明預防合併症嚴重性，使之密切配合。

康 復

1. 功能鍛鍊於復位固定後即可開始。初期可練習上臂和前臂肌肉舒縮活動，用力握拳，充分屈伸手指的動作。

2. 2 週後局部腫脹消退，開始進行練習肩、肘、腕諸關節活動，頻率和範圍逐漸增加。但禁忌作前臂旋轉活動。

3. 4 週後練習前臂旋轉及用手推牆動作，使兩骨折端之間產生縱軸擠壓力。

練習方法：

（1）可利用器械做旋轉活動練習，使患者屈肘 90°，手拿火炬棒做前臂的旋前及旋後練習。

（2）屈肘 90°用前臂旋轉器練習前臂旋前及旋後活動。

4. 7～9 週後，如 X 光顯示骨折已臨床癒合，即可拆除外固定，充分鍛鍊各關節功能。

第十節　蓋氏骨折

蓋氏骨折（Galezzi 骨折）指橈骨中、下 1 / 3 骨折合併下尺橈關節脫位，為不穩定性骨折。

病 因

可因橈骨遠側 1 / 3 段的橈背側受到直接打擊而造成；亦可因跌倒，手著地致傷而造成；還可因機器絞軋而造成。

臨床表現

外傷後前臂上部及腕部腫脹，橈骨短縮和成角畸形，尺骨頭膨出。局部疼痛，骨折處有相應壓痛，可觸及骨折端及脫位的尺骨頭。腕關節功能及前臂旋轉功能障礙。

X 光檢查，可以明確診斷。攝片應包括肘、腕關節在內。

治 療

手法復位外固定的效果很差，這是因為旋前方肌、肱橈肌、拇外展肌和拇長伸肌的牽拉作用，使外固定不能維持復位。為了獲得良好的功能結果，避免下尺橈關節的紊亂，橈骨骨折必須復位良好，因此，切開復位內固定術是必選的方法。

急 救

1. 開放性損傷，用無菌敷料覆蓋傷口，再用繃帶加壓包紮，包紮由下至上，向心性包紮。出血迅猛時用止血帶縛紮於上臂 1 / 3 處，避免紮於中下 1 / 3 處，以免損傷橈神經。或用指壓法，在上臂肱二頭肌中段內側拇指按壓肱動脈。縛紮止血帶處肢體外加 1～2 層布或衣服以保護皮膚。但也不要紮在棉衣棉褲外面，太厚達不到止血目的。

2. 固定，協助病人屈肘 90°，取兩塊長度超過肘關節致腕關節長度夾板，分別放於前臂的內、外側，然後用繃帶固定，鬆緊適宜，再用三角巾將前臂懸吊呈功能位放於胸前。

3. 運送病人，避免劇烈震盪，扶住患側，防止再損傷，注意患肢末梢血液循環及全身情況。

護 理

(一)疼痛與骨折有關

1. 利用夾板制動患肢，固定部位適當加熱，預防脫套傷、再出血及減少肌肉痙攣，加墊防止骨突處受壓。

2. 抬高患肢以利血液、淋巴液回流，減輕軟組織腫脹。

3. 保持周圍環境安靜、舒適、清潔，減輕因病人心煩而加重的疼痛。

4. 教會病人移情、放鬆技巧，如聽廣播、講故事、聽音樂、看電視，與自己喜歡的人聊天。

5. 必要時和醫生協商給予止痛劑。

(二)有感染的危險與開放性損傷有關

1. 經常巡視病房，觀察有無感染現象，如紅腫、熱痛等炎症情況，並向病人及家屬講解疾病知識，如何觀察預防感染，取得其配合。

2. 對開放性骨折、在急救固定前就用無菌紗布覆蓋傷口，以減少感染發生，外露的骨折端不要盲目還納，以防增加傷口深部及髓腔的污染。

3. 根據醫囑按時應用抗生素。

4. 及時更換敷料。

5. 進食高營養食物，高熱量易消化食物，增加機體的抵抗力。

6. 密切觀察體溫變化。

康 復

1. 手術後即開始練習指、掌關節活動及前臂和上臂肌肉舒縮活動。

2. 2 週後練習肩部活動及肘、腕關節的屈伸活動，逐漸練習前臂旋轉活動。

3. 4～6 週後解除外固定，充分練習關節活動。

第十一節　橈骨遠端骨折

橈骨遠端骨折指橈骨下端 2～3 cm 範圍內的骨折。中年人和老年人多見，兒童多為橈骨遠端骨骺分離。

病因

間接暴力造成伸展型和屈曲型兩種骨折，以前者多見。

1. 伸展型：

如側身跌倒時手掌著地（腕背伸位）而引起的橈骨下端骨折，又稱典型橈骨骨折或 Colles（科雷斯）骨折，骨折遠端向背側及橈側移位。

2. 屈曲型：

跌倒時手背著地，腕部在屈曲位發生的橈骨下端骨折，又稱 Smith（史密斯）骨折，遠端向掌側及橈側移位。

3. Barton's 骨折（巴通骨折）：

分掌側緣骨折和背側緣骨折兩種類型，後一型少見。Barton's 骨折掌側型骨折塊較背側緣骨折者為小，且向近側及掌側移位，腕骨隨之半脫位，少見。

臨床表現

外傷後前臂旋前，腕關節腫脹，側面觀似餐叉樣畸形，正面觀似槍刺刀樣畸形，背面觀手移向橈側，腕部明顯增寬。屈曲型骨折呈錘狀手畸形。

局部壓痛明顯，由於橈骨下端移位而重疊，橈骨莖突上移至尺骨突水平或更高。由於骨折移位，遠折段尖端可在腕背的伸肌腱下觸及，近折段尖端可在腕掌屈肌腱下觸及。

前臂旋後、腕掌屈伸活動及掌指運動障礙。

治 療

手法復位、小夾板或石膏夾板固定腕關節於掌屈、輕度尺偏位 3～4 週。

急 救

1. 開放性損傷，用無菌敷料覆蓋傷口，再用繃帶加壓包紮，包紮由下至上，向心性包紮。出血迅猛用止血帶縛紮於上臂 1 / 3 處，避免紮於中下 1 / 3 處，以免損傷橈神經。或用指壓法，在上臂肱二頭肌中段內側拇指按壓肱動脈。縛紮止血帶處肢體外加 1～2 層布或衣服以保護皮膚。但也不要紮在棉衣棉褲外面，太厚達不到止血目的。

2. 固定，協助病人屈肘 90°，取兩塊長度超過肘關節致腕關節長度夾板，分別放於前臂的內、外側，然後用繃帶固定，鬆緊適宜，再用三角巾將前臂懸吊呈功能位放於胸前。

3. 運送病人，避免劇烈震盪，扶住患側，防止再損傷。注意患肢末梢血液循環及全身情況。

護 理

(一)有患肢壞死或錯位的危險
——與小夾板石膏固定效能降低及缺乏自護知識有關

1. 經常檢查小夾板，防止鬆脫、移動，重新包紮時，不可打開所有橫帶，避免固定失效。

2. 觀察患肢末梢血液循環，皮膚色暗青紫、疼痛、腫脹等及時調整鬆緊度。

3. 抬高患肢，不可任其下垂，前臂和三角巾懸吊胸前。

4. 指導做肌肉舒縮鍛鍊，防止肌肉萎縮，關節僵硬。

5. 向患者及家屬講解說明外固定意義及注意事項，以利觀察與配合。

(二)有血液循環障礙可能

1. 嚴密觀察夾板外固定或石膏外固定的肢體，患肢可因夾板固定過緊，出現肢體嚴重腫脹，末梢皮膚蒼白、發紺、感覺減退及麻木等，如發現異常，應及時通知醫生並妥善處理。

2. 持續性劇疼，應提高警惕，因為疼痛往往是患肢血液循環障礙的最早期表現之一。

3. 注意觀察患肢手指活動情況，肌肉組織缺血後表現為手指肌力減弱，活動受限，被動牽伸時可引起劇烈疼痛。

康 復

1. 復位固定後即指導病人開始功能鍛鍊，幫助制定短期鍛鍊計畫，指導正確的鍛鍊方法，並督促檢查完成情況。

2. 復位固定後早期指導病人用力握拳，充分伸屈五指，以練習手指關節和掌指關節活動及鍛鍊前臂肌肉的主動舒縮；指導患者練習肩關節前屈、後伸、內收、外展、內旋、外旋及環轉活動和肘關節屈伸活動。

3. 2 週後可進行腕關節背伸和橈側偏斜活動及前臂旋轉活動的練習。開始輕度活動，如無不適，再逐漸增加活動範圍和強度。切忌盲目活動，以免骨折再移位。

4. 3～4 週後解除外固定，充分練習腕關節的屈伸、旋轉活動和尺側、橈側偏斜活動。腕關節的功能是手的各種精細活動的基礎，因此要特別重視。利用健手幫助患側腕部練習，是一種簡便而有效的方法。

如以兩手掌相對練習腕背伸，兩手背相對練習掌屈（圖 16）。也可利用牆壁或桌面練習背伸和掌屈。圖 17、圖 18。

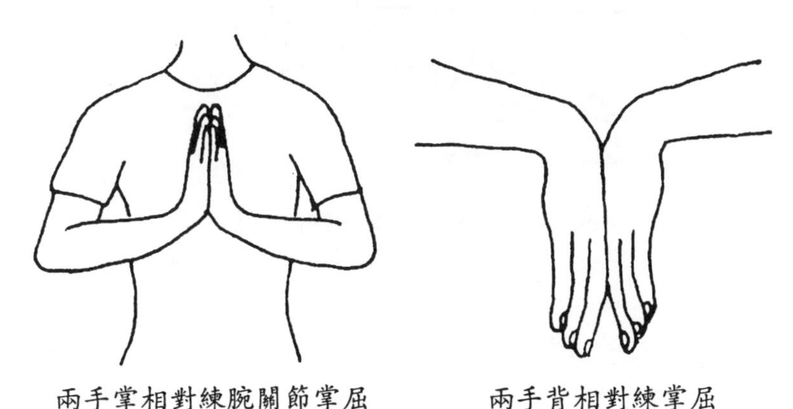

圖 16　兩手相對練習腕關節屈伸

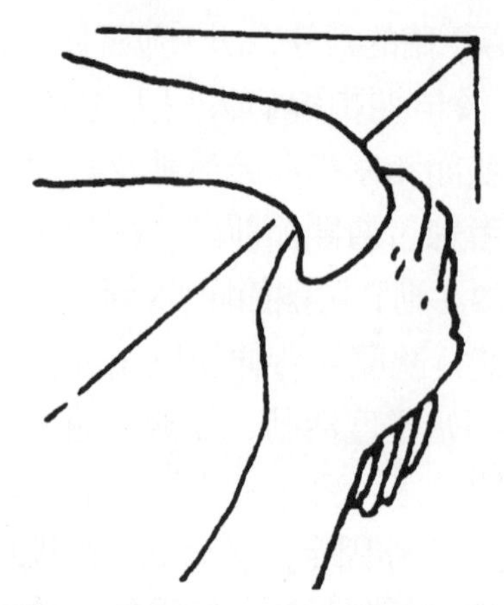

圖 17　腕放桌邊練習腕關節掌屈

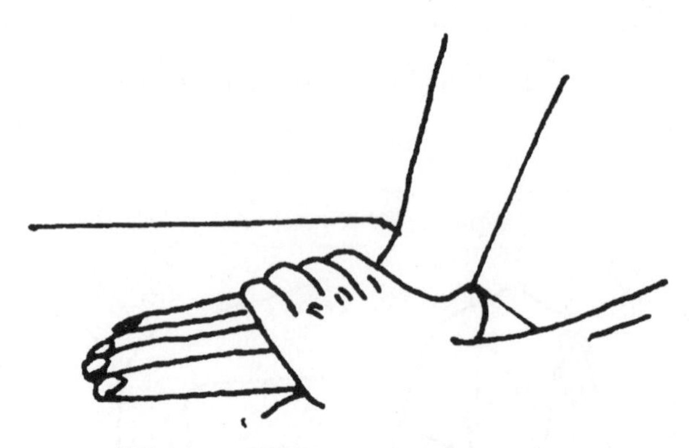

圖 18　手掌平放桌上練腕背伸

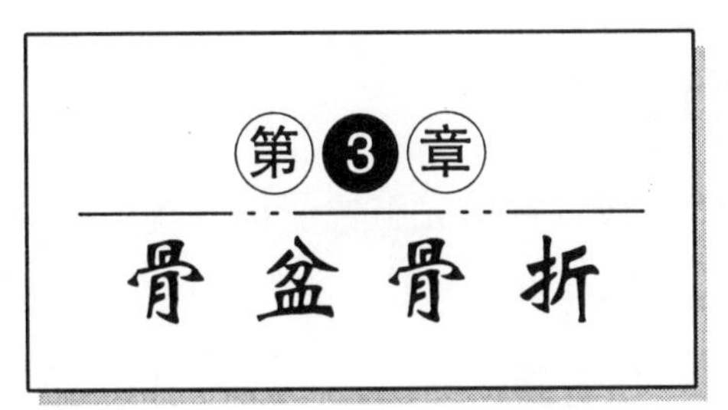

骨盆分為前後兩部。骨盆後部的主要功能是支持體重，為承重弓，是骨盆的主弓。骨盆的前部為聯結弓，起穩定和約束作用。

骨盆對骨盆腔內的器官如生殖、泌尿器官及神經、血管有保護作用。骨盆是許多肌肉的起止點，周圍有豐富的血液供應，骨折後易於癒合。

病因

常見骨盆損傷的原因有：

1. 側方或前後方擠壓傷，如髖臼骨折並中心性脫位以及骨盆翼骨折及骶髂關節骨折脫位。

2. 牽拉傷，由於附著於骨盆上的肌肉猛力收縮，引起撕脫骨折，如縫匠肌強烈收縮引起髂前上棘骨折；股直肌強烈收縮引起髂前下棘骨折；股後肌強烈收縮引起坐骨結節骨折等。

3. 直接暴力，如高處墜落臀部著地，引起骶尾骨骨折並脫位等。

分類

骨盆骨折根據骨盆環完整性受損的程度不同分為穩定性骨折和不穩定性骨折。

(一)穩定性骨折

1. 骨盆環前側恥骨支或坐骨支骨折。
2. 撕脫骨折：髂前上棘、髂前下棘。
3. 髂翼裂隙骨折。

(二)不穩定性骨折

1. 骶髂關節脫位。
2. 骶髂關節韌帶損傷。
3. 骨盆多處骨折。
4. 髖臼骨折。

臨床表現

有明顯外傷史，局部腫脹、疼痛，可有皮下瘀斑，骨盆擠壓，分離試驗陽性。骶髂關節脫位時，雙側髂後上棘不對稱。X 光檢查骨盆骨折情況。

合併傷

骨盆骨折可以引起很嚴重的併發症，而且較骨折本身更為嚴重，是造成死亡的主要原因。

1. 休克：

骨盆為鬆質骨，骨折後本身出血較多，其鄰近的動脈及靜脈叢，加以盆腔靜脈叢多無靜脈瓣阻擋回流，骨折後可引起廣泛出血。出血量常常達到 1000 ml 以上，積血沿疏鬆結締組織到腹膜後蔓延至腎或隔下，形成巨大的腹膜後血腫。如果合併損傷髂內、外動脈或股動脈，亦可引起盆腔內嚴重出血，均會導致休克，甚至因失血過多，而迅速致死。

2. 膀胱及尿道損傷：

是骨盆骨折常見的併發症。膀胱破裂多見於恥骨聯合部附近骨折脫位，可由於骨折片刺破膀胱；膨脹膀胱突然受暴力擠壓或恥骨膀胱韌帶撕裂而引起膀胱破裂，多為腹膜外破裂。尿道損傷多見於男性恥骨聯合附近骨折脫位，其中以尿生殖隔以上的尿道斷裂為最常見。多由骨折時骨盆內軟組織的嚴重牽引使後尿道撕裂或被骨折片刺傷。

膀胱尿道損傷後使尿液外滲，導致廣泛蜂窩組織炎、膿腫形成、尿道及周圍組織壞死。毒血症、腎功能衰竭，若不及時處理可導致死亡。

3. 直腸及女性生殖道損傷：

坐骨骨折可損傷直腸、肛管和女性生殖道。直腸上 1 / 3 位於腹膜腔內，中 1 / 3 僅前面有腹膜覆蓋，下 1 / 3 全無腹膜。如直腸損傷破裂在腹腔內或撕破腹膜則引起彌漫性腹膜炎。如直腸在腹膜外破裂，僅為直腸周圍的厭氧菌感染。陰部檢查及肛門指診有血跡是合併傷的重要體徵，肛門指診還可以發現破裂口及骨折端。延誤診斷及不及時處理，感染將造成嚴重後果。

4. 神經損傷：

骨盆骨折合併神經損傷偶爾見於損傷嚴重的病人。神經損傷因骨盆骨折的部位不同而不同。如骶骨骨折多損傷支配膀胱和會陰部的馬尾神經。嚴重的半側骨盆移位，可造成腰叢或骶叢損傷。

坐骨神經損傷多由坐骨大切跡部或坐骨骨折所造成。恥骨支骨折偶爾可傷及閉孔神經或股神經。

治療

嚴重的骨盆骨折，應注意全身情況，如有危及生命的併發症時應先處理，其次才是處理骨盆骨折。

1. 穩定性骨折：

沒有損害骨盆環完整性骨折，一般無需特殊治療，僅需臥床休息。3～4 週即可下地活動。撕脫骨折需鬆弛牽拉骨折塊的肌肉至臨床癒合，如髂前上、下棘撕脫骨折應屈髖位 4 週，尾骨骨折且有移位者可由肛門內整復。

2. 不穩定性骨折：

骨盆環完整性遭受破壞的骨盆骨折，則根據骨折移位情況採用骨盆兜懸吊或用骨盆夾固定。恥骨骨折移位明顯者可臥床休息 5～6 週。合併髂骨骨折時應用骨盆兜或石膏短褲固定 6～8 週。移位明顯者可用骨牽引整復，手法整復再行固定。

急救

嚴重的骨盆骨折常合併休克及其他臟器損傷，急救主要針對有危及生命的併發症。

1. 平臥硬質擔架，用寬布或褲子托住病人臀部搬運，除用多頭帶或繃帶包紮固定骨盆部以外，臀部兩旁還應襯墊衣物或綿墊軟墊，然後用布帶將病員身體固定在擔架上，以避免震動，減少疼痛。應儘量減少搬動病人以減少出血。

2. 密切監測全身情況，如神志、脈搏、呼吸、血壓、尿量、皮膚黏膜顏色等。

3. 如已發現休克，抬高下肢與軀幹 20～30°，以增加回心血量及改善腦血流。並有利於呼吸、循環功能維持，防止膈肌和腹腔臟器上移。

4. 保持呼吸道通暢並立即給氧，以減輕組織缺氧狀況。必要時做氣管插管、氣管切開。

5. 立即建立兩條或兩條以上靜脈通路，輸入膠體、晶體、葡萄糖等維持血壓，並留置導尿管觀察尿顏色、尿量的變化。

6. 在補充血容量的前提下，由醫生指導，合理使用升壓藥，改善心臟功能藥。

7. 細緻分析傷情、準確判斷病因。積極抗休克護理。如休克無好轉，迅速做好手術前準備，如備皮、配血、各種藥物過敏試驗，留置導尿管及術前必要的支持治療等。

8. 觀察病人有無腹痛、腹脹、嘔吐、排尿障礙，測量腹圍並注意其變化，觀察腸鳴音的變化和腹膜刺激徵。必要時可做診斷性腹腔穿刺以明確診斷。腹腔內有無出血，膀胱破裂時腹痛明顯，穿刺可抽出血性尿液。

9. 觀察有無血尿，尿道口滴血，排尿困難或無尿，以判斷膀胱、尿道損傷情況。

10. 觀察肛門有無疼痛、出血，有無觸痛，懷疑時應做肛門指診，確定直腸損傷的診斷。

11. 注意保暖，預防併發症發生。

護 理

(一)潛在性休克可能

1. 儘量減少搬動病人，如必須搬動時，應將病人放置於平板擔架上移動，以免增加出血。

2. 給氧、補液（輸入晶體、膠體、全血）。

3. 保暖、保溫。應蓋棉被和毛毯保暖，而不宜使用熱水袋加溫，以免增加微循環耗氧。

4. 操作輕柔、準確、細緻，盡力避免疼痛的刺激。

5. 嚴密觀察脈搏、血壓、中心靜脈壓、尿量變化。

6. 加強巡視，及時滿足病人的生理生活必需，如協助排痰、擦汗及皮膚清潔等。

7. 加強心理護理，滿足病人心理依賴需求。

(二)泌尿系統損傷的可能

1. 尿道不完全斷裂時，放置導尿管 2 週，妥善固定，特別注意防止尿管過早脫出。導尿時動作輕柔、準確放置較細軟導尿管，避免選擇硬質導尿管和粗暴手法，以免增加尿道損傷。

2. 留置導尿管期間應保持引流通暢，每天用生理鹽水棉球或碘棉球擦試尿道外口，清除分泌物，每日更換引流袋 1 次，每天膀胱沖洗兩次，翻身時保持引流始終低於導尿管，防止逆行感染。囑病人多飲水，起到生理性沖洗作用，注意會陰部保持清潔，特別是女病人應每日清洗外陰兩次。

3. 對於行恥骨上膀胱造口的病人，應注意：

（1）保持引流管通暢，引流管插入的長短要適宜，不可扭轉或折疊。

（2）保護好造瘻口周圍皮膚，每日更換敷料，外塗氧化鋅油膏。切口敷料如有浸濕，需要及時更換。

（3）造口管一般留置1～2週，拔管前先夾管，觀察能否自行排尿。如排尿困難或切口處有漏尿則延期拔管。

4. 認真觀察引流尿液的數量、顏色並記錄。發現異常情況及時通知醫師。

(三)有直腸破裂可能

1. 嚴格禁食，靜脈輸液，並應用抗生素預防感染，做好手術準備。

2. 手術修補直腸做結腸造口術，以利損傷的直腸修復癒合。在護理病人時注意：

（1）保持造瘻口皮膚清潔乾燥，及時更換污染的敷料，並用溫開水擦洗乾淨，然後外塗複方氧化鋅軟膏保護造瘻口周圍皮膚。

（2）病人排便後，定期更換一次性糞袋。

（3）經常觀察造瘻口周圍皮膚和組織有無感染的徵象，並注意體溫、脈搏變化。

（4）應給病人吃營養食物，以增強機體抵抗力及促進傷口癒合。

3. 對肛管周圍感染的病人，注意觀察傷口的引流情況並及時更換敷料，因感染多係厭氧菌引起，每次換藥需用雙氧水沖洗創面。

(四)有便秘可能

——與骨盆骨折刺激腹膜造成植物神經功能紊亂導致便秘，同時與病人長時間臥床，腸蠕動緩慢等有關

1. 鼓勵病人多飲水，多食含纖維素豐富的蔬菜和水果，必要時服用緩瀉劑，如果導片、雙醋酚汀等。
2. 腹部按摩以促進腸蠕動，以利於排便。
3. 解除心理顧慮，同時指導病人如何在床上排便。

(五)有併發神經損傷的可能

1. 骨盆骨折併發神經損傷多見於骨盆環雙處骨折、骨盆環破裂的病人，根據骨折移位情況要持續骨牽引，一旦出現下肢肌力減弱時，應及早鼓勵並指導病人作抗阻力肌肉鍛鍊，定時按摩理療，針灸，促進局部血液循環，防止廢用性肌萎縮。
2. 神經損傷伴足下垂者還應用軟枕襯墊支撐，保持踝關節功能位，處於90°防止跟腱攣縮畸形。
3. 必要時遵醫囑給予神經營養藥物以促進神經恢複。

(六)潛在性併發症發生

1. 預防褥瘡發生

(1) 保持床鋪的平整、鬆軟、清潔、乾燥、無皺折、無渣屑，使病人舒適。

(2) 每日用溫水清潔皮膚2次，易出汗部位(腋窩、膕窩、腹股溝部)可使用爽身粉或滑石粉。

（3）尿、糞或滲出液的浸漬及時處理。

（4）對受壓部位應用紅花油或50%酒精按摩，改善局部血液循環。

（5）間歇性解除壓迫。有條件可使用小墊床、明膠床墊、波紋氣墊等。近幾年國內成功研製一種全自動的由積體電路控制的褥瘡防治裝置，利用交替變換床墊氣束中的壓力束分散病人體重，避免局部持續受壓。

2. 預防肺部感染

（1）注意保暖、防感冒。

（2）注意口腔護理、防止口腔黏膜乾燥，提高黏膜吞噬、排除、消滅細菌的能力。

（3）保持呼吸道通暢，鼓勵病人有效地咳嗽及吸痰。

（4）進行深呼吸訓練，增大肺潮氣量，增強膈肌力量，減少氣道阻力和無效死腔。

3. 預防泌尿系感染和結石

（1）注意尿道口清潔，用生理鹽水棉球擦拭，男病人尿道口每日 2 次，女病人除了清潔尿道還應清潔陰道分泌物。

（2）留置尿管，每日更換引流袋一次，每 4～6 小時開放導尿管引流尿液 1 次，引流管及引流袋不可高於導尿管，防止逆行感染。

（3）每週更換一次導尿管，鼓勵病人多飲水，達到生理性沖洗，以利於沖出尿中沉渣。

（4）膀胱沖洗每日兩次。

（5）長期臥床，適當減少食鹽量，保持尿液通暢。

(七)生活自理能力下降

1. 向病人講解早期下床活動的危害，以及臥床休息的必要性和重要性。

2. 經常巡視病房，護理病人時要耐心、細緻、周到，主動關心病人生活，幫助解決因臥床而造成的生活不便，使病人能安心養病。

3. 向病人宣傳醫療常識，講解自我護理的意義，消除過份依賴的心理，極大程度地調動病人的主觀能動性，恢復自理能力。

4. 給予病人詳細而具體的自理指導，讓病人自己來完成一些指定的活動，如吃飯、洗臉、刷牙，上肢伸展運動等，幫助病人心身較快地適應，以促進傷病的恢復。

康 復

(一)不影響骨盆環完整的骨折

1. 單純一處骨折無合併傷，又不需復位者，傷後臥床休息，可取仰臥與側臥交替（健肢在下），早期嚴禁坐立，只可在床上做上肢伸展運動和下肢肌肉靜態收縮以及足踝活動。

2. 傷後 1 週可進行半臥位及坐位練習，同時做雙下肢髖關節、膝關節的伸屈活動。

3. 傷後 2～3 週，根據全身情況，指導病人下床站立，並緩慢行走，逐日加大活動量。

4. 傷後 3～4 週，不限制活動，可練習正常行走及下蹲。

(二)影響骨盆環完整的骨折

1. 傷後無併發症者應臥硬板床休息，同時進行上肢活動，利用吊環、拉手使臂部、腰部及上身離開床面，以利心、肺功能，減少局部皮膚受壓。

2. 傷後兩週開始練習半臥位，並進行下肢肌肉的收縮鍛鍊，如股四頭肌收縮、踝關節背伸和蹠屈，足趾的伸屈，以保持肌力，預防關節僵直。

3. 傷後 3 週，在床上進行髖關節、膝關節活動，由被動活動逐漸過渡到主動活動。

4. 傷後 6～8 週（即骨折臨床癒合），拆除牽引固定，扶拐行走。

5. 傷後 12 週逐漸練習棄拐負重步行。

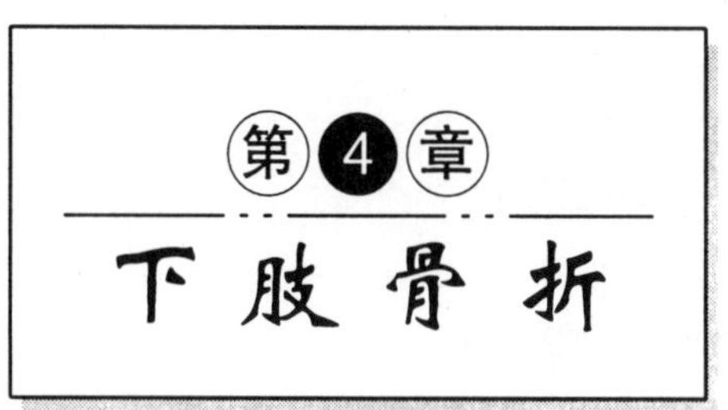

第一節　股骨頸骨折

股骨頸骨折係指股骨頭以下至股骨頸基底部之間的骨折。常見於老年人，以女性為多。

股骨頭主要血供來源是旋股內、外側動脈的分支，這些分支在股骨頸基底部組成一個動脈環；小部分血液供應來源於股骨頭圓韌帶的小凹動脈和股骨幹的滋養動脈升支，但旋股內側動脈損傷以及它的延伸分支外頸升動脈損傷，是股骨頭缺血壞死的主要原因。

病因

股骨頸骨折發生於老年人，是由於扭轉應力的外因和本身骨質疏鬆、骨強度下降內因雙重作用造成的。

而青壯年股骨頸骨折往往是很大暴力直接作用造成的，偶有因過度或過久負重勞動或行走，逐漸發生骨折，稱之為疲勞骨折。

分 類

1. 按骨折線部位分類：

（1）頭下骨折。

（2）頸頭頸部骨折。

（3）頸中部骨折。

（4）基底部骨折、頭下骨折及頸頭頸部骨折時，旋股內、外側動脈的分支損傷最重，導致供給股骨頭血供最差，因此，此類骨折癒合困難，股骨頭易發生缺血壞死。

2. 按骨折線的方向分類：

（1）外展型骨折：骨折線 Pauwel 角小於 30 度或者 Linton 角小於 30 度。

（2）內收型骨折：骨折線的 Pauwel 角大於 50 度，或骨折線的 Linton 角大於 50 度。後者不穩定，易變位，前者較穩定，但處理不當可轉變為不穩定骨折。

3. 按移位程度分：

（1）不完全骨折。

（2）無移位的完全骨折。

（3）部分移位的完全骨折。

（4）完全移位的完全骨折。

臨床表現

外傷後老年人主訴髖部疼痛，不能站立，不能行走。一般人表現傷足呈 45～60 度外旋畸形，患髖內收，輕度屈曲、縮短。在患肢足跟部或大粗隆部叩打時，髖部疼痛，主動和被動活動時均能引起劇烈的疼痛。在腹股溝韌帶中點下方常有壓痛。由於關節有豐富肌肉群包圍，因此，在外觀上局部不易看到腫脹。

有一些無移位或嵌插型骨折，在傷後仍能走路和騎自行車，對這些人要特別注意，不能遺漏。因不知曉而仍然活動造成移位不穩定性骨折。

X 光檢查在骨折的分類和治療上有重要價值。

治療

1. 外展型骨折或無明顯移位的嵌插型骨折，可持續皮牽引 6～8 週，保持患肢於外展中立位。

2. 內收骨折或有移位股骨頸骨折，先行皮牽引或脛骨結節骨牽引，7～10 天內行內固定，採用單釘、多釘類或加壓內固定，保持患肢外展內旋中立位。

3. 對於年齡大於 65 歲，頭下型骨折不穩定的患者，或骨折不癒合和股骨頭缺血壞死的患者，如全身情況容許，可做人工股骨頭置換。

4. 對年齡較大，體質較差，難耐受手術的患者，可使患肢於中立位皮牽引 3 個月。少數部分患者不癒合，可採用帶血管蒂的骨瓣移植或進行截骨術。

合併症

1. 骨折不癒合：

與患者年齡大，骨折錯位嚴重及頭下型骨折有關，同時損傷超過 3 週以上未做處理的陳舊性骨折，是造成骨折不癒合的重要原因。表現為患肢無力和不敢負重，縮短，下肢旋轉受限，疼痛多不嚴重。

2. 股骨頭缺血壞死：

是股骨頸骨折十分常見的晚期併發症，發生率為20%～45%。當患者已恢復正常活動後患髖又出現疼痛時應復查，若X光片顯示股骨變白，囊性變或股骨頭塌陷，可認為是股骨頭缺血壞死的表現，但往往難以預測其發生趨勢。

護理

(一)憂鬱

——與擔憂經濟的承受能力，生病引起的日常生活不便以及老年人怕影響子女工作，得不到很好照顧等有關。

1. 向患者講解有關疾病知識，如治療、自護、特殊檢查以及康復癒合等，打消其顧慮，避免盲目服從，取得配合。

2. 經常主動找病人談心，及時瞭解其心理情況，給予安慰和幫助。

3. 對老年人在談話和護理中，要體現出我們尊重老人，真心誠意傳遞溫暖、關懷，同時輔以積極心理暗示，幫助病人建立起戰勝疾病的信心。

4. 經常解答老人提出的有關起居、飲食、睡眠、生活方式，心理衛生等保健方面的問題，取得老人信賴。

(二)不易保持正確體位

1. 外展型骨折行牽引，患者仰臥位，患肢稍外展，穿

「丁」字鞋，防止外旋；內收型骨折，患者仰臥位，患肢置於外展中立位，保持牽引及外固定的效果。

2. 因長時間以同一姿勢臥床難免不適，因此硬板床上褥子應厚些，保持床鋪乾燥、清潔、平整，經常活動健側肢體，按摩受壓部位，以減輕不適。

3. 內收型骨折手術後恢復期間防外旋、內收，不可做盤腿動作，以免釘子脫出，仰臥時兩大腿之間置一枕頭，以防內收。

4. 向病人說明保持正確體位的重要性，取得合作。

(三)牽引效能降低

1. 新做牽引的病人，密切觀察患肢血液循環及功能，如發現肢端青紫、腫脹、麻木、疼痛、運動障礙等，應詳細檢查，通知醫師處理。

2. 牽引重量保持懸空，不可隨意增減或移去。

3. 骨牽引病人應保持針眼部位不受觸碰、不污染、每日用酒精或碘伏消毒兩次，若牽引針偏移應通知醫師處理。

4. 皮牽引病人應注意膠布及繃帶有無鬆散或脫落，要及時整理，注意檢查膠布引起的皮膚潰瘍，小面積塗 2% 碘酊龍膽紫，大面積潰瘍，經治療無效，改用骨牽引。

5. 正確利用體位產生反牽引力，保持平衡，以維持有效體位，下肢牽引抬高床尾 20 cm 左右。

(四)有發生意外的可能

——與合併有內臟疾病，外傷後應激反應以及老年人生理機能退化有關。

1. 評估病人健康狀況：

有無伴隨重要臟器組織器官疾病，以便有針對性，有重點地觀察與護理。

（1）心血管疾病病人：觀察脈搏和血壓，有無胸悶、胸前區疼痛及劇烈頭痛，謹防心絞痛、心肌梗塞及腦血管意外發生。輸液注意滴速不可太快。

（2）糖尿病人，輸液嚴禁使用葡萄糖，經常監測血糖、尿糖，觀察有無低血糖及酮症酸中毒先兆，如大汗淋漓、乏力、血壓下降，呼吸有爛蘋果味。正確指導糖尿病病人飲食。

（3）呼吸系統病人：觀察咳嗽、咳痰性質及缺氧程度（呼吸、面色、神志、血氧飽和度）。

2. 觀察有無嘔血、便血等消化道出血症狀，謹防應激性潰瘍。

3. 嚴密觀察用藥反應與療效，謹防藥物不良反應的發生。

(五)潛在併發症

——褥瘡、肺部感染、泌尿系感染、便秘、肌肉萎縮等，與長期臥床，機體功能退化有關。

1. 預防褥瘡

（1）保持床鋪柔軟、清潔、乾燥、平整。

（2）按摩受壓部位皮膚，促進血液循環，用50%酒精或紅花酒精按摩。

（3）根據情況使用防壓用具如氣圈、軟枕、海綿等。

（4）經常用溫水擦身。

（5）每天床頭交接皮膚情況，作為護理質控標準。

2. 預防肺部感染

（1）鼓勵作護胸運動，深呼吸用力咳嗽咳痰，以增進肺功能。

（2）加強口腔護理，保持口腔清潔。

（3）保持室內空氣清新、溫度適宜。

（4）防止感冒。

3. 預防泌尿系感染

（1）多飲水，每日1000～2000毫升。

（2）保持尿道、外陰清潔。

4. 預防便秘

（1）飲食平衡，多吃新鮮蔬菜和水果。

（2）定時排便，經常做腹部環形按摩。

（3）必要時應用緩瀉劑，軟便藥物。

5. 預防肌肉萎縮：

按摩肌肉、協助肢體活動，鼓勵主動活動。

6. 一旦出現上述併發症，配合醫師及時採取相應措施。

(六)自理能力下降——與骨折及適應能力差有關

1. 做好晨、晚間護理，協助病人飲食、排便，幫助病人保持舒適正確體位。

2. 在生活上細心照顧，及時發現病人的需要，盡力予以敘明。

3. 日常用品放在便於取放的地方，在制度允許的範圍內，可最大限度保留病人的生活、飲食等習慣。

4. 對老年人的護理，不能依賴主訴，要做到眼勤、手勤，直接檢查，取得第一手可靠資料，對於任何細微病情改變也不放過。

5. 開展衛生科普知識宣教，使病人及家屬瞭解必要的衛生常識，增強其自我防護意識和能力。

6. 堅持作息時間，日間多安排有益的活動及體力鍛鍊活動，減少白天睡眠時間。夜間保證充足睡眠。

康 復

1. 向患者及家屬講解說明功能鍛鍊的重要性和必要性，使之能夠克服困難，主動進行鍛鍊。

2. 指導病人掌握正確的鍛鍊時機和方法。

（1）牽引患肢制動期間主要鍛鍊股四頭肌等長收縮、髕骨被動活動和踝關節屈伸及足部活動，以免長期固定造成股四頭肌萎縮、粘連，髕骨粘連、膝周軟組織粘連，攣縮和踝關節、足部其他關節強直等。指導病人做等長收縮運動，關節在靜止不動的狀態下，做肌肉收縮活動，用力伸膝，髕骨推不動，說明方法正確。

（2）外展型或無移位嵌插型骨折，3 個月去牽引後，可逐漸練習扶雙拐下地，不負重，牽引及行走時，患髖忌作外旋活動，6 個月後如骨折癒合，可棄拐行走。

（3）內收型骨折，3 個月參閱 X 光片，癒合順利，可扶拐下地行走，6 個月後棄拐負重。

3. 對於老年人，每天要督促病人鍛鍊肢體功能，並給予指導和必要協助，循序漸進，量力而行，以不感到疲勞為度。

第二節　股骨粗隆間骨折

股骨粗隆間骨折是指股骨頸基底以下至粗隆水平以上部位發生骨折。是老年人常見損傷，男女差別不大。

由於粗隆部血運豐富，骨折後極少不癒合，但易發生髖內翻。高齡患者長期臥床引起併發症較多。

病 因

大多為間接暴力所致。老年人骨質疏鬆，肢體不靈活，當下肢突然扭轉，跌倒或使大粗隆直接接觸地致傷，甚至易造成骨折。亦可由髂腰肌突然收縮造成小粗隆撕脫骨折。粗隆部骨質鬆脆，故骨折常為粉碎型。

按股骨距的完整性可分為穩定型、不穩定型。

1. 穩定型：

（1）凡股骨距無粉碎，不影響骨折端皮質對位者。

（2）根據骨折線方向，凡骨折線從大粗隆斜向小粗隆者。

（3）損傷時無髖內翻畸形者。

2. 不穩定型：

（1）股骨距粉碎者。

（2）骨折線自大粗隆以下斜向內上至小粗隆者。

（3）損傷當時 X 光顯示有髖內翻畸形者。

分類

1. 順粗隆間型：

骨折線的走向方向大致與粗隆間線平行。即自大粗隆頂點的上方或稍下方開始，斜向內下方走行，到達小粗隆的上方，或其稍下方。最常見的是順粗隆間線骨折的粉碎型，髖內翻嚴重，最不穩定。

2. 反粗隆間型：

骨折線由小粗隆內上斜行向外下方而至大粗隆基部，移位較大，是一種不穩定型骨折。

臨床表現

病人多為老年人，傷後髖部疼痛，不能站立或行走。下肢短縮及外旋畸形明顯，局部可見腫脹及瘀斑，粗隆間骨折壓痛點在大粗隆部，股骨頸骨折壓痛點多在腹股溝韌帶中點外下方。X 光檢查，瞭解骨折類型。

治療

國內以非手術治療為主，主要糾正患肢縮短和髖內翻畸形。粗隆間骨折病人的平均年齡均較股骨頸骨折者高，因長期臥床，易出現併發症，甚至導致死亡，國外報導死亡率約在 10%～20%，國內僅為 2%～4%，遠低於發達國家，國外多採用手術內固定治療。

骨牽引適用於各型骨折，股骨粗隆間穩定型骨折行脛骨結節骨牽引 8 週，不穩定型牽引應維持足夠時間，一般均應超過 8～12 週，牽引重量約占體重的 1 / 7～1 / 8，一旦髖內翻畸形矯正後，重量仍要保持約占體重 1 / 7～1 / 10。

1. 非手術治療：

（1）皮膚牽引適用於穩定型骨折，牽引重量 5 kg 左右，牽引 6～8 週。

（2）對不穩定型骨折可手法復位後牽引 8～10 週。

2. 手術療法：

對手法復位不理想，骨折不穩定，不能耐受長期牽引者。

為防止髖內翻的發生，以及使病人早期離床活動，內固定仍是重要的措施。常用鵝頭釘、Ender 釘、多根斯氏針及針板類等內固定。

護 理

(一)保持有效外固定

1. 保持正確體位，骨盆放正，雙下肢同時外展中立位牽引，防止患肢內收，發生髖內翻畸形。如單側牽引時，應將床頭桌放於患側，以促使軀幹向患側傾斜，促進患肢外展。

2. 牽引期間為減輕併發症及不適感，可適當採取半臥位可使髂腰肌放鬆，利於骨折端對位。注意在腰後墊小枕或棉墊，以維持生理性脊柱前凸，防止腰痛。

3. 向患者及家屬講解牽引治療骨折的重要意義，以及正確體位又是牽引關鍵所在，使其在思想上充分重視，積極配合。

4. 牽引外固定去除後仍要保持患肢外展，仍要防止髖內收畸型發生，因此病人不要側臥在健側，平臥時，在兩大腿之間夾一個枕頭。

(二)有發生意外的可能

——與合併有內臟疾病，外傷後應激反應以及老年人生理機能退化有關。

1. 評估病人健康狀況，對老年人作健康評估是持續收集及驗證資料的過程。老年人常伴有感知方面的老化，護士要仔細詢問、細心觀察，安排充分的時間、選擇適宜的環境、持有良好的態度、和藹清晰的語言，收集準確、完整的資料。

（1）心血管疾病病人：觀察脈搏和血壓，有無胸悶、胸前區疼痛及劇烈頭痛，謹防心絞痛、心肌梗塞及腦血管意外發生，嚴格控制輸液速度及輸液量。

（2）糖尿病人：輸液嚴禁使用葡萄糖溶液，經常監測血糖、尿糖，觀察有無低血糖及酮症酸中毒先兆，如大汗淋漓、乏力、血壓下降、呼吸有爛蘋果味，正確指導糖尿病人飲食。

（3）呼吸系統病人：觀察咳嗽、咳痰性質及缺氧程度（呼吸、面色、神志、血氧飽和度）。

2. 觀察有無嘔血、便血等消化道出血症狀，謹防應激性潰瘍。

3. 嚴密觀察用藥反應與療效，謹防藥物不良反應的發生。

(三)肢體活動障礙
——與骨折有關

1. 骨折抬高患肢，以促進血液淋巴回流，改善血液循環，減輕水腫和疼痛。

2. 骨牽引時可能會造成神經、血管的損傷，應密切觀察病人患肢有無疼痛、發麻、發紺或皮膚發冷等症狀。

3. 每日檢查牽引針周圍皮膚，保持局部清潔乾燥，牽引針用酒精消毒兩次。

4. 在不影響骨折整復的情況下，每日定時協助床上坐起或取半臥位。

5. 長時間牽引會使病人消極，甚至產生悲觀情緒，要經常安慰病人，鼓勵病人自己完成力所能及的生活照顧。

(四)有皮膚完整性受損的危險
——與骨折、長期臥床有關

1. 運用軟枕、海棉墊、棉圈等支持身體重量的面積寬而均勻，從而降低骨隆突出處皮膚受到壓力。對受壓部位進行按摩，可採用50%酒精或紅花酒精按摩。

2. 保持床鋪被褥清潔、乾燥、平整、無皺褶、無渣屑，被褥污染要及時更換。

3. 保持皮膚清潔、乾燥，經常用溫水擦浴、擦背或用溫熱毛巾敷於受壓部位。便器要光滑無損，以防擦傷皮膚。

4. 保證足夠的水分和營養攝入，增加抵抗力。蛋白質是身體修補組織所需要的必要物質，維生素可促進傷口癒合，應給病人高蛋白、高維生素、高鈣、高鐵的食物。還應注意水分的供給。

5. 若出現早期褥瘡，要防止局部繼續受壓，給紅外線照射治療。若有水疱形成，對未破小水疱要減少摩擦，防止破裂感染，使其自行吸收。大水疱用無菌注射器抽出水疱內滲液（不必剪去表皮），塗以消毒液，用無菌敷料包紮。

採用 Braden 評分法評估發生褥瘡的危險程度（見表），評分值越小，說明器官功能越差，發生褥瘡的危險性越高。

Braden 評分表

評分內容		評分及依據			
		1分	2分	3分	4分
感覺	對壓迫有關的不適感受能力	完全喪失	嚴重喪失	輕度喪失	未受損害
潮濕	皮膚接觸潮濕程度	持久潮濕	十分潮濕	偶爾潮濕	很少潮濕
活動	身體活動程度	臥床不起	侷限於椅上	偶爾步行	經常步行
活動能力	改變或控制體位的能力	完全不能	嚴重受限	輕度受限	不受限
營養	通常攝食情況	惡劣	不足	適當	良好
摩擦和剪力		有	有潛在危險	無	無

(五)潛在併發症

——肺部感染、泌尿系感染、便秘、肌肉萎縮等，與長期臥床、機體功能退化有關。

1. 每天晨晚間護理時囑病人坐起，深呼吸，並拍打病人背部，助痰液排出。

2. 鼓勵病人咳嗽，有痰儘量咳出來。

3. 保持口腔清潔，每天用鹽水漱口，必要時口腔護理每日兩次。

4. 保持室內空氣清新，溫度適宜，防止感冒。

5. 多飲水，以達到沖洗泌尿系統的目的，每日 1000 ml～2000 ml。

6. 有些患者怕喝水多、尿多，坐便盆麻煩，所以護士應多做解釋工作，在生活上細心照顧，及時發現病人的需要，盡力予以幫助，將便盆便壺放在便於取放的地方，及時傾倒。

7. 保持尿道、外陰清潔。

8. 鼓勵多吃新鮮蔬菜和水果以及粗纖維食物，防止便秘，經常做腹部環形按摩，必要時應用緩瀉劑等，以助糞便排出。

9. 牽引期間鼓勵病人儘早進行患肢的功能鍛鍊，避免肌肉萎縮、關節粘連等。

10. 訓練坐便盆可以幫助全身鍛鍊，方法是病人雙手拉住牽引架上的拉手，同時用健腿蹬在床面上，用力將整個上身和臀部抬起來，這樣可促進病人除患肢以外的全身活動鍛鍊，增進血循環及呼吸量。

11. 一旦出現併發症，配合醫師及時採取相應措施。

康 復

1. 鼓勵老人積極參加功能鍛鍊，說明鍛鍊是獲得健康的途徑。並在患者參與下制訂鍛鍊計畫。

2. 指導病人掌握正確的鍛鍊時機和方法。

（1）牽引制動期間，主要鍛鍊股四頭肌等長收縮、髕骨被動活動和踝關節屈伸及足部活動，作股四頭肌等長收縮（用力伸膝），髕骨被動活動（髕骨推移）。踝關節主動屈伸等。

（2）去掉牽引及解除外固定後，一般需要在床上活動關節，鍛鍊股四頭肌 1～2 週才能離床。下地時注意安全，用雙拐不負重。

3. 根據病人健康狀況、體力基礎、心理素質等個人特點，來制定鍛鍊計畫，運動量要從小到大，循序漸進，使其總是處在「不適應——適應——不適應——再適應」的過程中，鍛鍊要經常地、系統地、有節奏地多次重複，使身體其他系統器官始終保持良好狀態或逐步改善。

4. 指導病人鍛鍊要進行自我監測：監測的內容包括主觀感覺和客觀檢查（脈搏、呼吸等）。

不同年齡老人的活動強度

年齡（歲）	60～	65～	70～	80～	85～
適應心率（次／分）	96～112	93～109	87～102	84～94	81～95
極限心率（次／分）	150	145	140	130	125

第三節　股骨幹骨折

股骨是人體最長的管狀骨，骨幹由骨皮質構成，表面光滑，後方有一股骨粗線，是骨折切開重定對位的標誌。股骨幹為三組肌肉所包圍，其中伸肌群最大，由股神經支配；屈肌群次之，由坐骨神經支配；內收肌群最小，由閉孔神經支配。

由於大腿的肌肉發達，股骨幹直徑相對較小，故除不完全性骨折外，骨折後多有錯位及重疊。股動、靜脈，在股骨上、中 1/3 骨折時，由於有肌肉相隔不易被損傷。而在其下 1/3 骨折時，由於血管位於骨折的後方，而且骨折斷端常向後成角，故易刺傷該處的膕動、靜脈和腓總神經。

病因

多數骨折由強大的直接暴力所致，如重物撞擊、擠壓、輾軋傷、火器傷等引起橫斷骨折或粉碎性骨折；一部分骨折由間接暴力所致，槓桿作用，扭轉作用，由高處跌落等引起斜形骨折或螺旋形骨折，兒童的股骨幹骨折可能為不全或青枝骨折。

成人股骨幹骨折後，內出血可達 500～1000 ml，出血多者，在骨折數小時後可能出現休克現象。

臨床表現

嚴重外傷史。局部疼痛、腫脹，患肢活動受限，患肢成角、縮短和旋轉畸形，完全骨折時出現骨擦音、假關節活動及骨擦音。

X 光片可顯示骨折部位及移位情況。

大多數人可用非手術療法，應注意防治失血性或創傷性休克。

治 療

(一) 非手術療法

產傷引起骨折，可將傷肢用繃帶固定於胸部或做垂直懸吊牽引 2 週。3 歲以內兒童一般採用垂直懸吊牽引 3～4 週。對成人股骨幹骨折，可用固定持續牽引或平衡持續牽引治療，一般牽引 8～10 週，根據 X 光檢查情況，去除牽引。

(二) 手術治療

非手術治療失敗，伴多發性損傷者或多發骨折者，合並股神經血管損傷、骨折不癒合或畸形癒合，影響功能者以及老年病人不宜久臥床者行手術治療，一般用髓內釘內固定。

急 救

1. 合併有生命危險的應以搶救生命為第一位，如休克患者應以抗休克為主，鎮痛、保溫、止血，創造條件及早輸液、輸血。

2. 止血

（1）對於出血緊急，在腹股溝韌帶中點的稍下方股動脈走行處，用拇指或手掌垂直壓迫，無一定壓力不足以止血，也可將股動脈壓在恥骨上進行止血。

（2）**止血帶止血法**：抬高患肢，用布墊、棉花等軟織物襯墊於皮膚上以保護皮膚，再縛紮止血帶，大腿宜紮在上 2 / 3 處。對於用充氣止血帶或血壓表束帶，放在出血部位的上端，成人壓力為 33.3～39.9 kPa（250～300 mmHg）兒童為 20～26.6 kPa（150～200 mmHg）。

（3）記錄止血帶使用時間，嚴格交班，每小時放鬆止血帶 1～2 分鐘，再次縛紮應換在稍高 2～3 cm 處縛紮。

縛紮止血帶時間越短越好，防止併發症。

（4）**加壓包紮止血法**：用無菌敷料覆蓋傷口，再用繃帶或布帶加適當的壓力包紮。以壓迫止血，此方法多用於靜脈出血止血。

3. 固定：

取一長夾板在傷腿外側，長度自足跟至腰部腋窩側，另用一夾板置於傷腿內側，長度自足跟至大腿根部，然後用繃帶或三角巾分段將夾板固定。或者有定型的預製夾板；木製固定夾板，股骨骨折托馬氏架牽引固定，具有輕便，便於檢查和透視照像，也便於傷患轉運，是最理解的固定器材。

4. 閉合性股骨骨折不必脫去衣服或鞋襪，以免過多地搬動傷肢而增加痛苦。肢體腫脹較劇時可剪開衣袖或褲管。

5. 對顯著移位的傷肢，可以將肢體復原，然後再夾板固定。

6. 開放性股骨骨折，露出傷口外，骨折不應還納，以免將污染物帶進傷口深處而加重感染。對於在急救過程中自行滑回傷內的骨折斷端，轉運到醫院後向負責醫師特別說明，對傷口一律不得用手觸摸。

7. **運送途中嚴密觀察：**

患者神志、呼吸、膚色、表情、傷口敷料浸染程度等定時監測血壓、脈搏、瞳孔等，一旦出現異常，及時採取相應救治措施。

8. 注意觀察患肢末梢血液循環情況，一旦出現肢端皮膚青紫、蒼白、腫脹麻木等異常時，應查明原因，及時解決。

9. 冬季注意保暖，皮膚護理。

護 理

(一)有潛在的休克

1. 病室內保持清潔、空氣流通，備有搶救物品及藥品。

2. 採用平臥位或仰臥中凹位（即上身高 20～30 度，下肢抬高 15～20 度），兩種體位亦可交替。以增加回心靜脈血量，減輕呼吸的負擔。

3. 注意保暖，室溫保持在 20～22℃，溫度 60～70℃為宜，不可用熱水袋加溫，以免皮膚血管擴張，而影響生命器官血流量的供給和增加氧的消耗。

4. 保持呼吸道通暢，給氧，以減輕組織缺氧狀況。必要時氣管插管、氣管切開。

5. 保持呼吸道通暢，給氧，以減輕組織缺氧狀況。必要時氣管插管、氣管切開。

6. 出現休克應儘快建立二條以上輸液通道，一條選大靜脈快速輸液或中心靜脈插管，另一條選表淺靜脈，均勻地滴入各種需控制速度的藥物，如血管活性藥物等。

7. 安放留置導尿管，觀察尿液顏色、性質，準確記錄每小時尿量。

8. 認真觀察病情、神志、脈搏、血壓、呼吸、體溫等，及時準確地發現病情變化，及時處理。

9. 搶救休克時，在藥物較多情況下，應注意藥物的配伍禁忌，用藥的濃度及滴速，用藥後反應及效果，觀察患者有無咳嗽及咳血性泡沫痰，警惕輸液過量造成肺水腫及心功能衰竭。

(二)有發生脂肪栓塞的可能

1. 嚴密觀察病情變化並根據臨床表現提示鑒別診斷的依據。突然出現昏迷、抽搐、頸項強直、偏癱、瞳孔大小不等，提示脂肪栓塞有引起腦缺氧、腦水腫的可能。

2. 保持呼吸道通暢，觀察有無呼吸困難，呼吸頻率增快伴胸痛、胸悶、咳嗽等，脂肪栓塞發生於肺部的占100%，給氧，如一般給氧無效時，應迅速視病情給予氣管切開、氣管插管或人工呼吸器支持。有痰液不易咳出給予吸痰。

3. 經常觀察下眼瞼、頸、前胸、腋等部位有無皮膚點狀出血。

4. 嚴格記錄24小時液體出入量，應根據病情和各項監測指標掌握輸血輸液速度，制定輸液計畫，防止再灌流損傷。留置導尿管，觀察尿液顏色、性質、比重。

5. 高熱給予冰枕、冰帽或冬眠療法以降低腦細胞栓塞。

6. 定時口腔、皮膚護理，防止繼發感染。

7. 給予低脂飲食、禁食脂肪餐、昏迷病人暫禁食。

8. 做好家屬工作，避免哭鬧、驚慌，使之冷靜合作。

(三)軀體移動障礙

1. 協助臥床病人洗漱、進食、排泄及個人衛生活動等。

2. 更換臥位、移動病人軀體時，動作穩、準、輕，以免加重肢體損傷。

3. 告訴患者及家屬疾病康復過程，如成年人骨折後一般 2～3 個月癒合，使病人心中有數，增強自信心，並逐漸增加自理能力。

4. 指導並鼓勵病人做力所能及的自理活動，如吃飯、床上大小便等。

5. 保持肢體於功能位，預防肢體畸形。

6. 指導並協助病人進行功能鍛鍊，預防關節僵硬或強直。制動的關節做「等長收縮」運動（關節在靜止不動的狀態下，做肌肉收縮活動），防止肌肉萎縮、軟組織粘連。未制動的關節至少每天做 2～3 次全關節活動，以防僵硬。

(四)疼　痛

1. 利用牽引持續制動患肢，保暖，抬高患肢以利回流，減輕軟組織腫脹。

2. 觀察記錄疼痛性質、部位、程度、起始和持續時間、發作規律、伴隨症狀及誘發因素。

3. 減輕或消除疼痛刺激，當病人咳嗽或深呼吸時，用手托住傷口或用枕頭抵住傷口；傷口有炎症時，遵醫囑合理使用抗生素，配合醫生及時換藥；協助患者更換臥位，以減輕臥床過久引起的不適；必要時與醫生協商給予止痛劑，使病人有足夠的休息和睡眠。

4. 運用心理療法：催眠與暗示，以分散注意力，減輕焦慮與不適。

5. 各種檢查、治療、護理操作盡可能集中完成。室內保持安靜，創造條件讓病人多休息，儘快恢復精神和體力。

6. 對患者關心體貼，主動與之交談，耐心解答患者提出有關疾病方面問題，消除思想顧慮，積極配合。

7. 創造條件讓病人做自己喜歡的事，如讀書、看報、聽音樂等。

(五)有感染的危險

1. 評估病人受感染的症狀及體徵，如體溫升高，傷口外觀、分泌物的改變。尿液的性質、顏色等。

2. 監測生命體徵的改變，保持傷口及皮膚的清潔，做好衛生宣教，保持敷料乾燥，及時更換，注意個人衛生，以防感染發生。

3. 仔細檢查各種引流管及敷料的消毒日期，觀察引流液的性質，保持各種管道通暢，及時更換消毒管道和敷料。

4. 鼓勵病人做深呼吸、咳嗽，以防呼吸道感染和肺炎發生。及時更換尿管，做好會陰部護理，以防泌尿系統感染發生。

(六)有潛在腓總神經損傷的可能

1. 牽引時膝外側應墊棉墊保護。

2. 經常注意檢查局部有無受壓，檢查足背伸肌功能，詢問病人有無異常感覺，發現異常情況及時處理。

康 復

1. 向患者及家屬詳細地介紹功能鍛鍊的意義、原則、方法、注意事項等，調動其參與治療的積極性，提高治療效果。

2. 指導、督促病人進行全身鍛鍊，如練習擴胸、深呼吸、抬起軀幹，健側肢體活動等。對於長期臥床的病人，能夠激發積極情緒，還能夠改善內臟及神經的生理功能，保持機體活力。

3. 傷肢功能鍛鍊：

（1）傷後 1～2 週，全身狀況尚未完全恢復，傷肢疼痛，腫脹明顯，骨痂尚未形成，此時應練習股四頭肌等長收縮，以促進血液循環，防止肌肉粘連。同時應隨時被動活動髕骨（即左右推動髕骨），防止關節面粘連，同時練習踝關節和足部其他小關節活動。

（2）2 週以後，全身和局部反應減輕以至消失，骨痂開始形成並不斷加強，此時可練習伸直膝關節，但膝關節屈曲活動應根據具體臨床情況。

（3）去除牽引或外固定以後，全面鍛鍊關節和肌肉，再下地行走。開始時患肢不能負重，需扶拐，注意患者用拐杖以防跌倒。待適應下地行走後，再逐漸負重。

第四節　股骨髁上骨折

發生在腓腸肌起點以上2～4 cm範圍內的骨折稱為股骨髁上骨折。

病因

直接或間接暴力均可造成，如從高處跌下，足部或膝部著地引起骨折，或重物打擊等。

分類

臨床上分屈曲型和伸直型兩種。

1. 屈曲型：

較多見，骨折線呈橫形或短斜面形，骨折線從前下斜向後上，其遠折端因受腓腸肌牽拉及關節囊緊縮，向後移位，有刺傷膕動靜脈的可能。

2. 伸直型：

骨折線也分為橫斷及斜形兩種，其斜面骨折線與屈曲型相反，從後下至前上，遠折端在前，近折端在後重疊移位。此種骨折病人，如膕窩有血腫和足背動脈減弱或消失，應考慮有膕動脈損傷。

臨床表現

有外傷史，局部腫脹明顯，關節輪廓不清，浮髕試驗有時可呈陽性。局部疼痛及壓痛、膝前屈畸形，這是因腓腸肌牽拉遠折端所致功能障礙。

X 光檢查可明確診斷。

治 療

1. 石膏外固定，適用於無移位骨折及兒童青枝骨折，用長腿石膏管型屈膝 20 度，固定 6 週開始練習膝關節活動。

2. 骨牽引整復、超關節夾板固定法，適用於有移位的股骨髁上骨折，可用股骨髓髁冰鉗或克氏針牽引法，脛骨結節牽引，只要牽引恰當，加以手法，可以復位。4～6 週去牽引，改用超關節夾板固定，直至骨折癒合。

3. 切開復位內固定，適用於手法及牽引復位失敗或合併血管、神經損傷者。可手術切開復位內固定，術後用長腿石膏托固定，4～5 週後開始活動。

急 救

同股骨幹骨折。

護 理

(一) 焦慮

——與個體健康受到威脅，不適應住院環境有關。

1. 耐心傾聽病人的訴說，理解、同情病人感受，與病人一起分析焦慮產生的原因及不適，盡可能消除引起焦慮的因素。

2. 對病人提出有關治療效果、手法、疾病癒後等給予明確、有效和積極的資訊，建立良好的護患關係，使其能積極配合治療。

3. 爭取病人家屬、朋友、工作單位及社會有關方面的理解和支持，使其解除工作、生活及經濟等方面的後顧之憂。

4. 向病人講解說明焦慮對身心健康可能產生的不良影響。

5. 對病人的合作與進步及時給予肯定和鼓勵。

(二)有石膏污染、變形及併發症發生的可能

1. 告訴病人及家屬預防石膏變形、折斷的相關知識。

2. 石膏未乾前儘量不要搬動病人，如果病情需要變換體位時，可用手掌平托石膏固定的肢體，切忌用手指抓、捏，更不可在石膏上放置重物，以免引起石膏折斷、變形、骨折端移位，石膏凹陷處皮膚受壓後出現缺血性壞死。

3. 冬天注意保暖，可用燈泡烘烤或用電吹風吹乾，夏天用電風扇吹乾。

4. 保持床鋪平整、無碎屑，妥善放置便器，及時清理大小便，避免石膏被糞尿污染。

5. 為石膏托、石膏開窗的病人換藥時，及時清除傷口分泌物，周圍用敷料保護，以能充分吸收滲血、滲液，不致污染石膏為原則。

6. 石膏有嚴重污染，及時更換。

7. 對新上石膏固定的病人進行床頭交接班，經常觀察末梢皮膚的顏色、感覺、溫度及肢端動脈搏動情況，出現異常及時報告醫師對症處理。

8. 抬高患肢，用枕頭墊起，使患處高於心臟水平 20 cm，以利靜脈血液和淋巴液回流。

(三)保持有效牽引預防併發症

1. 講解說明有關維持有效牽引知識，以取得配合。

2. 適當抬高床尾，以保持牽引力與體重的平衡，牽引繩與患肢長軸平行，不可隨意增減牽引重量，不可隨意移動牽引位置。

3. 當病人訴說患處疼痛時，認真查明原因，對症處理。

4. 在膝外側墊棉墊，以避免膝關節外側（腓總神經通過）處受壓。

5. 保持踝關節功能位，用足底托板或砂袋將足底墊起，在病情許可時，每天主動屈伸踝關節。

6. 新做牽引的病人，執行床頭交接班，以便及時觀察有無血液循環障礙。

7. 保持牽引針眼部位不受觸撞，不受污染，保護牽引針眼乾燥、清潔。針眼部位痂皮無感染時，不需去除，每天用絡合碘或碘酒外塗 2 次。

8. 冬季注意保暖。

(四)膕動脈和脛神經有損傷可能

1. 搬動、檢查或進行復位時，注意勿使膝過伸，以免刺傷膕動脈和脛神經。

2. 觀察病人表情，認真傾聽病人的敘述，如發現足背動脈搏動減弱、足踝不能蹠屈及足底皮膚感覺障礙時，應及時通知醫師處理。

康復

1. 向患者及家屬詳細地介紹功能鍛鍊的意義、原則、方法、注意事項等，調動其參與治療的積極性，提高治療效果。

2. 指導、督促病人進行全身鍛鍊，如練習擴胸、深呼吸、抬起軀幹，健側肢體活動等。對於長期臥床的病人，能夠激發積極情緒，還能夠改善內臟及神經的生理功能，保持機體活力。

3. 傷肢功能鍛鍊

（1）傷後1～2週，全身狀況尚未完全恢復，傷肢疼痛，腫脹明顯，骨痂尚未形成，此時應練習股四頭肌等長收縮，以促進血液循環，防止肌肉粘連。同時應隨時被動活動髕骨（即左右推動髕骨），防止關節面粘連，同時練習踝關節和足部其他小關節活動。

（2）2週以後，全身和局部反應減輕以至消失，骨痂開始形成並不斷加強，此時可練習伸直膝關節，但膝關節屈曲活動應根據具體臨床情況而定。

（3）去除牽引或外固定以後，全面鍛鍊關節和肌肉，再下地行走。開始時患肢不能負重，需扶拐，注意患者用拐杖以防跌倒。待適應下地行走後，再逐漸負重。

第五節　膝部損傷

一、股骨髁骨折

股骨髁部骨折屬關節內骨折。

病因和分類

1. 單髁骨折，是指股骨的內髁、外髁或後髁其中一髁骨折，另外髁部保持完好，與脛骨的解剖關係不變。多因直接暴力所致。

2. 髁間骨折，也為雙髁骨折，骨折線呈「Y」型或「T」型，亦可為粉碎性。多因傳導暴力所致，暴力沿股骨縱軸的垂直向下壓股骨髁部，遭受脛骨髁間脊部的向上反力而形成。

臨床表現

外傷後膝關節腫脹、疼痛、活力障礙，關節內有積血或積液。

X 光檢查可明確診斷及分型。

治療

處理原則，解剖復位、牢固內固定，爭取早期進行功能鍛鍊，預防膝內翻、外翻，創傷性關節炎、關節粘連等並發症發生。

1. 非手術治療：

對無移位骨折，可行牽引治療或石膏外固定，時間不可長於4週。

2. 手術治療：

對於有移位單髁骨折，髁間骨折可行手術治療，採用克氏針、螺栓、90度左右角狀鋼板，AO加壓系統等材料內固定。

二、髕骨骨折

髕骨是人體最大的子骨，位於膝關節前方，與股四頭肌腱、髕韌帶和兩旁的髕旁腱膜，構成伸膝裝置，具有保護膝關節，增強股四頭肌肌力，同時加強行走和跑跳作用。

病因

1. 直接暴力：

如撞傷、踢傷、打傷等直接作用在髕骨上，骨折多為粉碎性，其髕前腱膜及髕骨兩側腱膜和關節囊多保持完好。亦可橫斷型骨折。

2. 間接暴力：

多由於股四頭肌猛力收縮，所形成的牽拉性損傷，如跌倒或滑倒時，膝關節半屈位，股四頭肌強烈收縮，造成橫行骨折，移位大，多伴有髕前筋膜及兩側擴張部撕裂。

臨床表現

外傷後，膝關節疼痛，活動受限，不能主動伸膝、站立，不能負重。局部壓痛、腫脹、髕前皮下瘀血，嚴重時皮膚可發生水疱。有移位的骨折，可觸及骨折線間的間隙。骨折後 6 小時內腫脹不明顯。

X 光檢查：可明確骨折類型的移位情況。

治 療

1. 非手術治療：

於無移位髕骨骨折，不需手法復位，抽盡膝關節內積血，保持於伸直位，加壓包紮，用長腿石膏托或管型石膏固定患肢 3～4 週。

2. 手術治療：

（1）粉碎性骨折或橫型骨折移位較大且後關節面平整者，切開復位髕骨周圍縫合固定。

（2）橫斷型骨折移位超過 1 cm 以上的或移位較輕的粉碎性骨折，切開復位張力帶鋼絲固定術。

（3）髕骨嚴重粉碎，不能重定的部分可切除，同時修補損傷的韌帶、關節囊、肌腱等軟組織。術後髕骨的槓桿和滑車作用仍存留。

（4）嚴重髕骨粉碎性骨折，移位，陳舊性骨折畸形癒合或不癒合，年齡較大合併有膝關節疾患時，可行髕骨全切術，術後用長腿石膏托固定 4～6 週。

三、骨髁（平臺）骨折

脛骨髁部為海棉骨所構成，其內髁皮質比外髁皮質堅硬，因此，脛骨外髁骨折的發生多於內髁骨折，都屬關節內骨折。

病因

1. 外翻應力：

膝外側受暴力打擊或間接外力所致，如高處墜落時，膝部外翻位或外力沿股骨外髁撞擊脛骨外髁所致，常合併有內側副韌帶損傷。

2. 垂直暴力：

外力沿股骨向脛骨直線傳導，衝擊脛骨平臺，可引起脛骨內外髁同時骨折，可形成「Y」型或「T」型骨折。

3. 內翻應力：

暴力沿股骨內髁下壓脛骨內側平臺造成脛骨內髁骨折，造成骨折塊向下方移位、塌陷、常合併有膝韌帶損傷，半月板損傷。

臨床表現

外傷後膝關節腫脹、疼痛、活動障礙、關節內有積血。

X 光檢查明確骨折情況、移位情況。

脛骨髁骨折，常因膝內翻或外翻畸形、創傷性關節炎、韌帶損傷造成膝關節不穩定，關節內粘連等給膝關節功能造成不良後果。

治療

治療目的和原則是使骨折復位、恢復膝關節面的平整，糾正膝內翻或外翻、減少創傷性關節炎、膝關節不穩定，以及關節內粘連發生。

1. 非手術治療：

無移位，首先抽關節內積血和積液，加壓包紮長腿石膏管型固定 3～4 週。輕度移位可在局麻下行手法擠壓復位，骨牽引維持，在牽引下，練習膝關節的活動。

2. 手術治療：

適用於移位明顯、雙髁骨折、粉碎性骨折、手法復位失敗以及伴有韌帶損傷，需要修復韌帶，切開重定內固定。

四、開放性關節傷早期處理

1. 開放性關節傷合併有大血管損傷，首先立即止血，在腹股溝韌帶中點股動脈走行處，用拇指或拳頭垂直壓迫，截斷血流達到臨時止血，同時如條件允許，可在其他人配合下再換止血帶止血，選用充氣止血帶、血壓表束帶，在沒有條件的情況下，用橡皮止血帶也可以，每 1 小時放鬆 1～2 分鐘，儘量縮短，以 1 小時為宜，最長不超過 4 小時，血壓表束帶，成人壓力為 33.3～39.9 kPa（250～300 mmHg），兒童為 20～26.6 kPa（150～200 mmHg）。

2. 如果出血是均勻、顏色暗紅的靜脈出血，採用加壓包紮止血，用無菌紗布敷料蓋住傷口，再用繃帶加壓包紮，以壓迫止血，包紮前抬高患肢。

3. 如為污染傷口，包紮前一定要沖洗乾淨關節腔，為預防感染做好第一步，有條件用雙氧水，沒有條件用自來水也可以，一般用水量可為6升，最大可用到12升（創面四周健康組織上的污垢徹底清洗、沖洗液不應流入創面）。

4. 關節制動，有利於創口癒合和控制炎症擴散。

5. 早期合理應用抗生素對防止感染十分重要。

護理

(一)焦慮、環境改變、對手術擔憂

1. 向病人主動介紹病室環境、同室病友、主管醫師、護士，使病人儘快熟悉環境，獲得安全感。

2. 主動關心病人，態度和藹、舉止有親切感，在短時間內取得病人信賴，鼓勵病人表達自己的想法，瞭解病人焦慮產生的原因。

3. 為病人提供一個安靜、舒適的休息環境，使之感到心情舒暢，同時避免任何不良刺激。

4. 耐心的解釋手術必要性、術前處置的程式及意義，提供病人期望瞭解的資訊。

5. 必要時遵醫囑給予鎮靜劑。

6. 指導病人運用合適的放鬆機制減輕焦慮，如放鬆療法。具體步驟為：

（1）深呼吸：引導病人做慢而深的呼吸。

（2）漸進性放鬆：病人取坐位或平臥，閉目，護士用緩和的聲音指導病人。每處有意識地肌肉收縮 5 秒鐘，而後放鬆 5 秒鐘，放鬆順序為腳趾→腳→小腿→臀部→背部→雙手→前臂→上臂→肩→頸部→面部。全部結束後，安靜 15 分鐘。

(二)疼痛

——與膝部軟組織腫脹、出血有關

1. 抬高患肢，略高於心臟位置，有利靜脈、淋巴液回流，有利於消除腫脹疼痛。

2. 患肢制動，減少搬動，防止再損傷，加重疼痛。

3. 避免焦慮、恐懼、消極被動等心理反應，這些都是使疼痛加重的重要因素。

4. 觀察疼痛性質、部位、程度以及伴隨症狀等，以便判斷，作出相應處理。

5. 必要時給予藥物鎮痛及技術性鎮痛護理。

(三)有感染的可能

——與開放性損傷、手術及各種引流管使用等有關

1. 觀察並記錄病人的體溫、脈搏、呼吸、血壓和意識情況，一般輕度局部感染生命體徵無明顯改變，隨感染程度加重，可出現體溫升高，呼吸脈搏加快，血壓升高等表現，甚至感染性休克。

2. 患肢制動，充分休息，避免局部擠壓、按摩，防止感染擴散。

3. 手術後傷口放置引流管，保持引流管通暢，觀察引

流液性質，並記錄引流量。

4. 觀察傷口有無滲血、出血等情況並及時更換敷料，保持敷料清潔乾燥。

5. 手術後放置負壓吸引管，有效地吸出創面的滲血、滲液，促進傷口癒合。如果放置是閉合導管系統，持續沖洗關節腔，速度均勻，每24小時液量為6～12升，48～72小時將導管拔除。

引流袋或引流瓶的位置應低於被引流創口平面。注意無菌操作，定期更換引流瓶、引流管，或一次性引流袋，每日更換1次。更換時接頭處需用2%碘酒、75%酒精消毒。

6. 加強口腔護理和皮膚護理、高熱者宜行物理降溫，出汗多及時擦乾汗液，更換衣服，加強營養、增強機體抗感染能力。

7. 早期合理應用抗生素，並根據血細菌培養，藥敏試驗及臨床表現選用有效抗生素。

8. 儘量滿足病人要求，給予生活上關心照顧，得到心理安慰，建立戰勝疾病的信心。

(四)保持石膏外固定

1. 抬高患肢，新上石膏固定的病人應列入交接班項目，床頭交換班。

2. 嚴密觀察患肢有無蒼白、厥冷、紫紺、疼痛、感覺減退及麻木等，如發現異常，應及時報告醫師並妥善處理。

3. 石膏邊緣應修理整齊、光滑、避免下壓和磨擦肢體，未乾石膏固定時用手掌平托石膏固定的肢體，不可用手指抓捏，以免對肢體形成局限性壓迫。

4. 對於牽引患者，牽引錘一定要懸空，滑車靈活，牽引繩與患肢長軸平行，防止滑車抵住床尾及床頭、牽引錘著地、牽引繩斷裂或滑脫，以及足部抵住床尾欄杆等情況，影響牽引效果。

5. 牽引重量應根據病情需要調節，不能隨意增減，更不能擅自改變體位，向患者及家屬進行疾病知識講解、宣教。

6. 預防牽引併發症：

膝外側加墊棉墊可防止壓迫腓總神經，平時應用足底托板或沙袋將足底托起，以保持踝關節功能位防足下垂，保持牽引針眼乾燥、清潔、每日有75%酒精或碘伏棉簽塗擦1～2次即可，牽引期間鼓勵患者並指導作肌肉等長收縮，防止肌肉萎縮。

康 復

1. 大多數患者對功能鍛鍊缺乏瞭解，所以要進行衛生健康的科普宣傳，使病人重視，並積極配合功能鍛鍊。膝關節內損傷康復原則，爭取早期功能鍛鍊，預防併發症。

2. 傷後早期疼痛稍減輕後即應開始練習膝關節股四頭肌等長收縮，每小時不少於100次，以防止股四頭肌粘連、萎縮、伸膝無力，為下地行走打好基礎。在病情允許情況下，左右推動髕骨，防止髕骨與關節面粘連。同時練習踝關節和足部關節活動。

3. 膝部軟組織修復癒合後開始練習抬腿。

傷口拆線後，如局部不腫脹、無積液，可帶石膏扶雙拐下地，患肢不負重。

4. 4～6 週後去除外固定，開始練習屈伸活動。

經過長時間固定，膝關節都有不同程度的功能障礙，因此應採取多種形式、多種方法的鍛鍊，如主動鍛鍊和被動鍛鍊結合，床上鍛鍊和床下鍛鍊結合，用器械鍛鍊和不用器械鍛鍊結合等。

剛去除外固定時，主動屈膝較困難，多採用被動活動形式，如別人幫助屈膝，經濟允許者可借助膝關節電動練習機進行持續地被動活動（CPM）或牽引架裝置練習，待有一定活動度後改為主動活動（圖 19）。

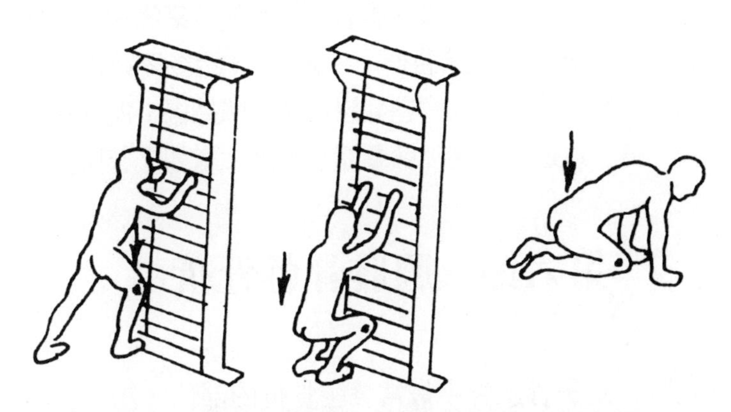

圖 19　雙手扶門框下蹲練習膝關節伸屈功能

病人可在臥床時主動屈伸膝關節，也可下地扶床邊或門框下蹲以練習膝關節伸屈功能。壓砂袋法也很簡單，即讓病人坐在床邊，將患肢伸出床沿，在踝部上壓 3 kg 左右砂袋，每次 15 分鐘，每日 2～3 次（圖 20），但應注意被動活動力量要緩和，以免造成新的損傷。同時鍛鍊的強度應因人而異，以不引起疲勞為度。

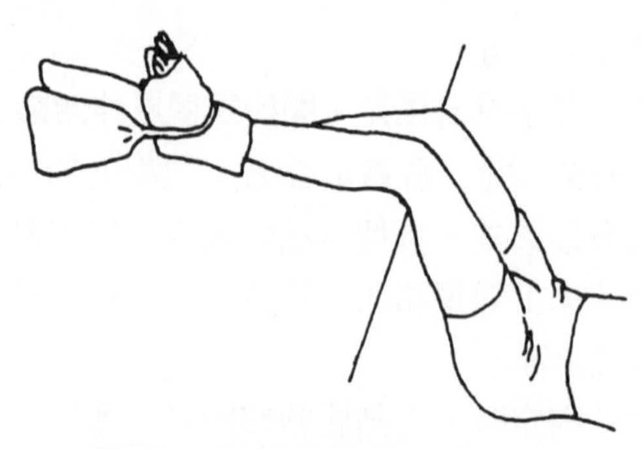

圖 20　壓砂袋法練屈膝活動

5. 行張力帶內固定者，術後 3～5 日主要鍛鍊股四頭肌的主動收縮。指導病人作股四頭肌等長收縮。疼痛緩解後即可練習抬高患肢和膝關節屈伸。手術 2～3 週後開始鍛鍊負重。對初下地的病人應注意在旁邊保護以防摔傷；能站穩後要練習下蹲，以進一步增加膝關節活動度，增強下肢肌力。

第六節　脛腓骨幹骨折

脛腓骨是長管狀骨中最常發生骨折的部位，約占全身骨折的 13.7%。10 歲以下兒童尤為多見，其中以脛腓骨雙骨折最多，其次為脛骨幹骨折，單獨腓骨骨折最少。其特點為開放性骨折多，合併症多。

病因

1.直接暴力：

多由直接暴力打擊、踢傷、撞擊傷或車輪碾軋傷等，引起橫斷型、短斜型和粉碎性骨折，兩骨折線多在同一水平面。軟組織損傷較重。

2. 間接暴力：

多由高處跌下，旋轉暴力扭傷或滑倒等所致骨折，骨折線多呈斜行骨折或螺旋型骨折，腓骨骨折線較脛骨骨折線高，軟組織損傷較輕。

臨床表現

外傷後局部疼痛、腫脹、功能障礙、患肢短縮或成角畸形，異常活動。局部壓痛明顯，易觸及骨折端，開放性損傷伴出血不止、神經損傷等，甚至有的伴小腿骨筋膜室綜合徵。

X 光檢查：攝片最好包括脛腓骨全長及上下關節，以免漏診。

併發症

1. 骨筋膜室綜合徵：

小腿部骨折或肌肉等軟組織損傷，發生血腫、反應性水腫，使筋膜間隙內壓力增高，造成血液循環障礙，引起小腿缺血性肌攣縮或壞疽，形成筋膜間隙綜合徵。故應儘早進行骨折復位，並靜脈滴注 20% 甘露醇，以改善微循環，減輕水腫，必要時手術切開筋膜減壓。

2. 骨折延遲癒合、不癒合：

構成骨折延遲癒合與不癒合的原因很多，大致可分為骨折本身因素和處理不當所致，開放性損傷合併感染更是不癒合的重要原因。因此，在骨折治療期中，必須定期觀察，做好確實外固定，指導病人進行患肢功能鍛鍊。

治 療

原則是恢復小腿長度，對線和持重功能。優先滿足脛骨的復位。

1. 穩定的橫形骨折和短斜形骨折：

手法復位，小夾板加壓固定，3～4 個月後即可癒合。

2. 不穩定長斜形骨折和螺旋骨折：

手法復位後小夾板固定，同時跟骨牽引待骨折穩定後，可去牽引，夾板或石膏外固定直到臨床癒合。如手法復位失敗或不能保持復位，可手術切開復位加內固定。

3. 不穩定橫形骨折和粉碎性骨折：

多伴有軟組織嚴重損傷，常為開放性骨折，易發生感染。清創縫合後，可行跟骨牽引或石膏外固定，或髓內針固定，或經皮骨骼插入多根鋼針外固定架固定。

急 救

現場急救的任務是維持患者生命，避免繼發損傷，止血、止痛、保護傷口勿使再受污染。儘快將病人送入醫療單位治療。

1. 止血：

一般用急救包包紮後再加壓包紮即可止血，對加壓包紮不能止血的大血管傷可用止血帶止血，切不可濫用止血帶，小腿因是雙骨骼部位，血管在兩骨骼間走行，縛紮在小腿上止血帶起不到勒閉血管的作用，應紮在大腿上 2 / 3 處，切勿將皮膚夾在止血帶之間，更不要過緊或過鬆；以能達到止血為度。如沒有止血帶可用布帶、綳帶代替，不要用電線、繩索、鐵絲等代用。

使用止血帶患者掛上紅色標誌、注明止血帶時間，力爭在 1～2 小時內將病人送往醫療單位。

2. 包紮傷口：

用無菌紗布、敷料等，也可用潔淨的毛巾、衣服，折成三角狀或四角紮上布帶形成多頭敷料、代替綳帶、三角巾等使用。污染傷口周圍組織上污垢，徹底清洗後，再包紮。沖洗液不要流入創面。

3. 止痛：

疼痛可誘發和加重休克，對患者精神上也帶來痛苦。故應進行止痛，適當應用止痛劑。

4. 固定傷肢：

夾板應分別放置於小腿內外側，固定長度包括膝關節、踝關節，加墊後用布帶纏緊打結固定，注意腳尖與小腿呈現直角位置。如無固定器材，患者平臥，雙腿併攏，兩腿間空隙用棉花或衣服襯墊，然後用布帶捆紮固定起來。

5. 迅速送往醫療單位，對於開放性損傷爭取時間盡早進行清創手術，閉合性損傷應及早得到妥善處理。

護 理

(一) 組織灌注量改變

——與骨折後出血有關

1. 穩定患者情緒，態度鎮靜、溫和，忙而不亂。

2. 平臥硬板床、抬高頭部和腿部約 25°左右，以增加回心血量和減輕呼吸時的負擔。

3. 保持呼吸道通暢，持續氧氣吸入，以改善細胞缺氧，維持重要臟器功能。

4. 嚴密觀察病情變化，設專人護理，並詳細記錄。

（1）意識表情：能夠反映中樞神經系統血液灌注情況，表現為嗜睡、煩躁不安、神志淡漠等。若患者由興奮轉為抑制，提示腦缺氧加重；若經治療後神志清楚，提示腦循環改善。

（2）皮膚色澤和肢端溫度：它是反映體表血液灌注情況。若皮膚蒼白、濕冷，提示病情較重；若皮膚出現小出血點或瘀斑，提示進入 DIC 階段；若四肢溫暖、紅潤、乾燥，表示休克好轉。

（3）脈搏：注意脈搏速率、節律和強度。休克患者脈搏細速。

（4）血壓與脈壓：休克患者血壓降低，甚至到 0、脈壓差減小。

（5）呼吸：觀察呼吸頻率、深淺及節律變化，當呼吸次數每分大於 30 次以上或降到 8 次以下，提示病情危重。

（6）尿量：主要反映腎臟血流灌注。持續導尿，記錄每小時尿量，測定尿比重。

（7）中心靜脈壓（CVP）：它能反映出病人的血容量、心功能和血管張力的綜合狀況。若血壓降低，CVP＜0.49 kPa（15 cm H_2O）時，表示血容量不足；CVP＞1.47 kPa（15 cm H_2O）時，則提示心功能不全；CVP＞1.96 kPa（20 cm H_2O）時，提示有充血性心力衰竭。

（8）動脈血氣：這是判斷肺功能的基本指標。動脈血氧分壓（PaO_2）正常值為 10～13.3kPa（75～100 mmHg），動脈二氧化碳分壓（$PaCO_2$）正常值為 5.33 kPa（40 mmHg）。嚴密觀察是否（PaO_2）下降或（$PaCO_2$）升高，警惕 ARDS 的發生。

5. 迅速建立兩靜脈通路，及時輸液，輸血，給藥，補充血容量，維持血壓及電解質平衡，觀察用藥後反映，及時調整輸液速度。

6. 注意保暖，加蓋棉絮，不宜用熱水袋。

(二)有發生筋膜室綜合徵的可能

——與骨折合併軟組織挫傷，血管損傷有關。

1. 嚴密觀察病情：

本徵早期表現為肢體持續性灼痛，進行性加重；局部感覺異常、過敏或遲鈍，兩點分辨覺消失；患側被動牽拉引起劇痛。如出現異常情況，應及時通知醫生處理，做好相應準備，如手術切開減壓術前護理準備。

2. 向患者及家屬講解本病的發展、併發症的危害，使其提高警惕，配合醫生、護士觀察、治療。

3. 保持外固定鬆緊適度，防止因傷肢進行性腫脹使外固定過緊，造成壓迫。

4. 患肢平放，不能抬高，以免加重組織缺血。禁止按摩或熱敷，以免溫度增高加快組織代謝，必要時冷敷。

(三)有發生創傷後脂肪栓塞綜合徵的可能

——與骨折部位有關

1. 定時測量體溫、脈搏、呼吸、血壓，觀察神志，根據臨床表現提示鑒別診斷依據。

2. 注意骨折肢體安全有效的制動，正確固定，牽引傷肢，以防止局部脂肪滴不斷和再次入血的機會。患肢腫脹期應抬高，經常觀察傷肢血運情況。

3. 保持呼吸道通暢，按病情需要分別給予吸痰、給氧、氣管切開人工呼吸器等護理，加強口腔護理、會陰部護理，防止吸入性肺炎、泌尿系感染、褥瘡等併發症發生。

4. 準確及時採取並送檢各化驗標本。

5. 給予低脂飲食，禁食脂肪餐，昏迷病人應禁食。

6. 嚴格 24 小時液體出入量統計，應根據病情和各項監測指標掌握輸液輸血速度，制定輸液計畫，防止再灌流損傷。

7. 脂肪栓塞發病極為突然，病人往往在短暫的煩躁和恐懼後迅速昏迷，護理人員應迅速調整、適應病情突變緊張，集中精力，鎮定自若地投入到搶救中。以自己緊張有序、沉著自信的工作行為影響病人心理情緒。

康復

1. 首先向患者及家屬講明鍛鍊的重要性，同時指出盲目鍛鍊的危害。

2. 傷後早期開始練習股四頭肌等長收縮、髕骨的被動活動及足部蹠趾關節和趾間關節活動；採用夾板固定病人可早期練習膝踝關節活動。但禁止在膝關節伸直的情況下旋轉大腿，因這時大腿的旋轉可傳達到小腿，影響骨折端的穩定，導致骨不連接。

3. 外固定去除後，充分練習各關節活動，逐步下地行走。

4. 每天檢查鍛鍊的情況，及時糾正錯誤，運動量應以鍛鍊後不感到疲勞為度。

第七節　踝部骨折

踝關節由脛骨遠端、腓骨遠端和距骨體組成。

病因

踝部骨折多由間接暴力引起。

分類

1. 外翻骨折：

受傷時踝部極度外翻，致內踝骨折，或外踝骨折或距骨脫徑。

2. 內翻骨折：

受傷時踝部極度內翻，致腓骨下端骨折、脛骨平臺塌陷骨折。

3. 外翻外旋形骨折：

足外旋時暴力作用於外踝，致腓骨下端螺旋骨折、斜形骨折、踝關節半脫位。

4. 內翻內旋骨折、受傷時踝部極度內翻旋位，距骨擠壓內踝形成骨折。

5. 垂直壓縮型骨折：

以垂直壓縮暴力為主，造成脛骨前後關節面壓縮性骨折。

臨床表現

外傷史，局部疼痛、腫脹、瘀斑、踝關節內翻或外翻畸形。踝關節功能障礙。

X 光檢查，明確骨折類型和移位程度。

治療

1. 無移位骨折：

小腿「U」型石膏固定 3～4 週。

2. 閉合復位外固定：

手法復位時距骨要求完全複位，石膏前後托或「U」型石膏固定，一般維持固定 6 週。

3. 牽引治療：

對垂直壓縮型骨折行跐骨牽引，維持 3～4 週。

4. 手術治療：

對於閉合復位不成功，不能達到功能復位要求，骨折不穩定，關節內有游離骨片、開放性骨折以及踝關節骨折而骨連接不良形成骨關節突出者，可行踝關節骨融合術等。

急救

1. 就地檢查，注意病人有無頭、胸及腹部同時受傷，有無昏迷或休克現象，並首先搶救病人的生命，然後再對骨折進行處理。

2. 開放性損傷，出血量較大，按照解剖學下肢血管走向壓迫止血，用消毒敷料或清潔手帕、毛巾等敷於創面，外加棉墊或多層紗布，再用繃帶作加壓包紮。

3. 由於踝部軟組織少，在使用夾板時骨突處多襯棉墊。

4. 患肢制動、操作時和搬運時動作輕穩，避免震盪，防止重複損傷和增加病情。

5. 患肢要稍抬高，經常觀察患肢傷口滲血及末梢血液循環情況。

6. 醫護人員要沉著冷靜，儘量安慰病人，避免精神緊張和煩躁，加重局部疼痛不適。

護 理

(一)有肢體血液循環障礙的可能
——與骨折及血管損傷有關

1. 密切觀察肢端顏色、溫度、腫脹、脈搏及疼痛情況，發現異常及時報告醫師。

2. 採取預防性措施，以避免血液循環障礙：患肢制動、抬高傷肢 15～30°，以利靜脈血回流減輕疼痛和腫脹，經常聽取病人對傷肢疼痛麻木等的傾訴，及時調整外固定物和傷口敷料的鬆緊度。

3. 傷後早期可對症使用治療跌打損傷的中藥，對消腫有輔助作用。

4. 對出現張力性水疱病人，注意保護皮膚，在無菌技術操作下抽取水疱，保持皮膚完整性、外塗凡士林軟膏保護。

(二)踝部有發生壓迫性潰瘍的可能

1. 踝部軟組織少，在夾板或石膏固定前應在骨突起處襯棉墊。

2. 經常檢查局部有無發紅，異味，詢問病人有無異常感覺，發現情況及時處理。

3. 向患者及家屬介紹骨折癒後合的進度和去除固定的指徵，使用夾板和石膏的併發症的觀察，使其重視，能夠進行自身觀察。

康 復

1. 向患者宣傳功能鍛鍊時骨折治療的重要意義，取得病人合作。

2. 傷後早期開始練習膝關節。蹠趾關節和趾間關節活動。限制踝關節蹠屈，以免影響骨折處穩定。

3. 6～8 週後去除外固定，練習踝關節背伸和蹠屈，再逐步練習下地行走。

第八節　距骨骨折

距骨無肌內附著，全部骨質幾乎為軟骨關節面所包圍，血液供應主要來自距骨頸前外側進入的足背動脈關節支。

病 因

多為高處跌下，暴力直接衝擊所致，落地面時踝關節強力背屈，脛骨下端前緣因身體重量下壓，使其插入距骨頸體之間，可將距骨劈成兩半。又如踝關節強力蹠屈時，跟骨後結節上緣猛烈衝擊距骨後突，造成距骨後突骨折。分為距骨頸骨折和距骨後突骨折兩種。

臨床表現

有外傷史，局部疼痛、腫脹明顯、移位較大者足部有畸形，被動活動患足，距骨處劇痛，足背伸及內、外翻障礙。

X 光檢查：明確骨折部位、性質及移位情況。

治 療

受傷後局部出血多，腫脹明顯，應先抬高患足，促進消腫，再做如下處理。

1. 無移位骨折：

短腿石膏固定踝關節於 90°位 6～8 週。

2. 有移位的頸部骨折：

麻醉下手法復位成功後，以小腿管型石膏固定踝關節於跖屈外翻位，10 週後更換石膏固定踝關節於 90°位直至骨折癒合。

3. 距骨後突骨折：

多無移位，可用短腿石膏固定 6～8 週。如不癒合且疼痛，可切除。

護理

(一)恐懼
——與住院環境及患者感覺自身健康受到威脅有關

1. 給病人介紹醫院的環境，消除緊張情緒。

2. 經常與病人交談，做一些語言和非語言性安慰。

3. 對病人講清石膏固定的目的，並做好固定前的準備，取得病人合作。

4. 在病情允許情況下，給予適當體位。

(二)有皮膚完整性受損的危險
——與腫脹及使用石膏固定後石膏處受壓有關

1. 受傷早期：局部腫脹明顯，應抬高患肢，促進消腫。

2. 對出現有張力性水疱病人，注意保護皮膚，勿弄破水疱皮膚，在無菌技術下抽吸水疱，外塗凡士林軟膏保護，直到滲出減少。

3. 石膏的病人，保持石膏清潔，如石膏表面污染了，應立即用毛巾沾肥皂及清水擦洗乾淨。

4. 經常觀察石膏邊緣皮膚，有無發紅破潰，石膏邊緣注意修剪或用膠布貼好，防止刺傷皮膚。

5. 未乾石膏，促進其乾燥，勿用手抓或硬物壓迫，以免內陷形成壓瘡，乾石膏有脆性，防止折斷，勿重力震動，翻身時採用滾動法。

6. 注意石膏內有否異常的氣味，警惕傷口感染。

康復

1. 對功能鍛鍊認識不足，進行宣教和講解。足的主要功能是負重、行走、維持身體平衡和吸收震盪。足部關節小而多，每個關節的活動度小，但可產生各個方向的形變，從而適應各種不同地面情況及吸收來自地面的震盪。

因此足部創傷的治療原則就是早期練習足部活動，以保持足部各關節的活動。

2. 指導、鼓勵、督促病人早期練習足部活動。石膏固定期間練習股四頭肌，活動膝關節和足趾；去除石膏後再活動踝關節。

3. 有的病人怕痛，擔心活動對骨折癒合不利，針對這種情況可請其他病人介紹鍛鍊體會，以打消其顧慮。

4. 每次活動後抬高患肢，以減輕腫脹和不適。

第九節　跟骨骨折

跟骨骨折為跗骨骨折中最常見者，約占全部跗骨骨折的60%。

病因

多由高處跌下，足跟著地，足跟遭受垂直撞擊所致。同時常合併脊椎壓縮性骨折、顱底骨折等。

分類

1. 不波及跟距關節面的骨折。
2. 波及跟距關節的跟骨骨折。

臨床表現

患者有足跟著地外傷史，足跟腫脹、疼痛、瘀斑，骨折有移位的出現畸形、足底扁平、增寬，有時足縱弓變淺，足部出現內翻、外翻障礙，不能負重。

X 光檢查：由正側位片及軸位片來確定損傷類型。

治療

1. 不波及距骨關節面的骨折，管型石膏固定 4～6 週，應早期活動。如手法復位失敗，可手術切開復位螺絲釘內固定。

2. 波及距骨下關節的跟骨骨折，無移位可用彈力繃帶包紮傷足，抬高患肢，跟距關節塌陷骨折給予骨牽引治療，手法復位不成功開放復位內固定。

主要畸形癒合及行走痛

1. 距下關節痛：

多由瘢痕及損傷性關節炎造成距下關節運動限制，波及關節面骨折移位者尤為多見。可行跟蹠關節固定術或三關節融合術。

2. 腓骨長肌腱鞘突炎：

跟骨骨折增寬時，可使腓骨受壓，肌腱移位，症狀嚴重行手術切除多餘骨質，使肌腱恢復原位。

3. 跟骨關節炎：

外傷肘韌帶斷裂可以造成距骨舟或跟骨關節半脫位，由此形成創傷性關節炎。可的松局部封閉可以緩解症狀，如症狀嚴重，可行三關節固定術。

4. 神經卡壓：

較少見，脛後神經之跖內或外側支以及腓腸神經外側支，可受骨折部之軟組織瘢痕卡壓發生症狀，必要時行手術鬆解。

護 理

恐　懼

——與住院環境及感覺自身健康受到威脅有關

1. 給病人介紹醫院的環境，消除陌生情緒。
2. 經常與病人交談，做一些語言和非語言性安慰。
3. 對病人講清石膏固定的目的，並做好固定前的準備，取得病人合作。
4. 在病情允許情況下，給予適當體位。

第十節　跖趾骨骨折

病因

1.直接暴力：

如擠壓、重物打擊或足踢硬物所致。

2. 間接暴力：

如足突然內翻扭轉時，腓骨短肌強力牽拉蹠骨所致骨折。

臨床表現

外傷史、足背腫脹明顯、有皮下瘀血斑、局部疼痛，足趾運動障礙、觸診常可感骨擦音。

X 光檢查，瞭解骨折情況。

治療

1. 跖骨幹骨折：

如無移位骨折，小腿石膏固定 4～6 週，移位骨折，可行手法復位。如失敗，可考慮切開復位克氏針內固定術。

2. 趾骨頸骨折：

可行閉合復位，石膏外固定。嚴重者行切開復位克氏針內固定。陳舊骨折或骨折畸形癒合，可切除跖骨頭。

3. 第五跖骨基底部骨折：

無移位，用膠布固定足於外翻位，也可用石膏固定

4～6 週後開始康復鍛鍊。

4. 趾骨骨折：

石膏固定足趾於屈曲位 3～4 週，去除石膏後開始行走。

護 理

(一)恐懼

——與住院環境及感覺自身健康受到威脅有關

1. 給病人介紹醫院的環境、消除陌生情緒。

2. 經常與病人交談，做一些語言和非語言性安慰。

3. 對病人講清石膏固定的目的，並做好固定前的準備，取得病人合作。

4. 在病情允許情況下，給予適當體位。

(二)足部多發損傷護理原則

1. 注意觀察和保持足部血循環，抬高患肢，注意保暖，觀察足背動脈搏動情況，皮膚顏色、溫度及頭部感覺，以跖部感覺尤為重要。

2. 維持足跖部良好的功能位置。

3. 開放性損傷控制感染液時更換傷口敷料，注意有無異味，定時測量體溫，遵醫囑應用抗生素。

4. 注意保持足部的主要運動功能（背伸、蹠屈、內翻、外翻等主動和被動運動）。

第5章
脊椎骨折與脊髓損傷

脊柱骨折又稱脊椎骨折，是臨床上較常見的創傷，傷情常較嚴重而複雜，脊髓損傷是脊椎骨折或脫位的嚴重併發症，脊髓損傷一旦合併截癱，可致終身殘疾，使病人喪失全部或部分生活自理能力，常給病人帶來巨大的身體、心理上的創傷，同時還會繼發其他併發症，如呼吸系統感染、泌尿系統感染、褥瘡、消化系統功能紊亂等，如不加強治療、護理、配合宣教和心理護理，可危及病人生命。

成人脊柱長約 70 cm，共有 24 塊脊髓骨（頸椎 7 個，胸椎 12 個，腰椎 5 個），外加骶骨 1 個和尾骨 1 個。脊柱是人體的中軸支柱，具有保護、支持和運動功能。

第一節　頸椎骨折脫位伴脊髓損傷

病因

頸椎骨折可由各種不同的外力作用而造成損傷，絕大多數是由間接暴力而引起，少數因直接暴力所致。如交通事故、體育運動、高空作業墜落傷以及頭部遭受打擊傷等等，直接暴力多見戰傷、子彈貫穿傷等。

根據損傷的部位可分為

1. 頸椎骨折與半脫位：

較多見，頸椎受到屈曲型損傷，可引起截癱。

2. 椎體骨折：

發生於第 3～7 頸椎椎體單純擠壓骨折，縱向壓力型損傷，可致頸椎椎體裂開骨折。

3. 頸椎骨折脫位：

延伸暴力使椎體向後，向下而致骨折脫位。

臨床表現

有外傷史，枕頸部疼痛、壓痛、局部叩痛，頸椎出現明顯活動受限，脊髓受損可出現受傷平面以下的感覺、運動、反射及括約肌等功能全部暫時消失或減弱，第 1～2 頸椎（C_1～C_2）及枕頸傷，絕大多數現場立即死亡，而倖存者，常因併發呼吸系統疾患，在 2 週左右內死亡，第 3 頸椎以下部位之脊髓傷，嚴重者，不僅四肢癱瘓，且呼吸肌受累，表現為呼吸困難或僅保留腹式呼吸，完全性癱瘓者，損傷平面以下呈痙攣性癱瘓症。脊髓伴發率在脊椎損傷中以頸椎段最高。

X 光顯示骨折損傷情況，有條件可做 CT、MRI，可以進一步明確診斷和指導治療。

治 療

1. 椎體擠壓或移位較輕者，可用頜枕帶牽引復位，但牽引的重量不得超過 3～4 kg。復位後可用金屬支架固定器或頭頸胸石膏領固定約 3 個月。

2. 頸椎有明顯擠壓、脫位或半脫位者，應用顱骨牽引鉗持續牽引，牽引重量可根據需要而定，一般為 5～10 kg，一旦復位應改為維持重量 3～5 kg 牽引，時間約為 6～8 週。攝 X 光片證實已復位，可行固定，方法與時間同上。

3. 有骨折、脫位，並有關節突交鎖者，病情較複雜，危險性較大，須行閉合或切開手術復位。

急 救

1. 初步檢查，懷疑脊柱有骨折或損傷時，搬運工具最好選用硬板擔架或木板，不可用軟擔架或毯子、被子等軟物。

2. 搬運時應注意病人體位，決不能任意將病人四肢拎起抬送；切忌用暴力強拉硬拖身體的某一部位；禁忌一人背送，這樣可以加重脊柱畸形和脊髓神經損傷的程度。

3. 搬運時應將擔架放於患者一側，病人的雙上肢貼於軀幹兩側，雙下肢理直併攏，1 人專管頭部牽引固定，保持頭部與軀幹部成直線，其餘 3 人並排在病人另一側一齊平托，1 人托頭肩部，1 人托腰髖部，1 人托雙下肢，搬至擔架或木板上，或使病人軀幹及四肢成一整體滾動移至擔架或木板上。

4. 搬運時必須有 1 人穩定病人頭部，能對頸椎固定又有一定牽引力，或用衣物放於頸部兩側穩定頭部，不可將頭托起或旋扭，以免運送途中加重脊髓損傷引起呼吸肌麻痺而死亡。

護 理

(一)應激性心理異常

突發傷害，心理上以及各方面都沒有任何準備，表現為恐懼、緊張、焦慮、擔心預後等。

1. 護理人員經常巡視病房，進行主動、周到的護理，多與之交談，給予安慰和必要的病情解釋，解除病人的緊張情緒，減輕恐懼感，增強戰勝疾病的信心，使能安心休養。

2. 向患者及家屬介紹住院環境，使之儘快熟悉和適應環境，保持最佳精神狀態，以利於疾病康復。

3. 避免各種對患者的語言刺激、行為刺激等，並且多給予病人關心、體貼。精心治療、護理，增強病人對醫護人員的信任。

4. 做好家屬、親友等人員的工作，以取得配合，指導及協助家屬做好護理工作，解除病人對生活、工作的後顧之憂，使之安心療養。

5. 維護病人自尊心。

(二)潛在型、低效型呼吸形態
——與脊髓損傷有關

1. 頸 1～4 脊髓受損者，由於隔神經麻痹易發生窒息而危及生命，床旁備氣管切開包、氧氣筒，必要時呼吸機等，出現異常，應立即行氣管切開或呼吸機輔助呼吸。

2. 損傷者 48 小時內密切注意評估病人呼吸形態，看呼吸困難是否改善。

3. 定期監測血氣分析，瞭解其缺氧程度。

4. 保持呼吸道暢通，必要時用吸痰器清理呼吸道，鼓勵病人咳嗽咳痰。

5. 定時翻身，頸椎骨折呼吸肌（肋間肌、膈肌）癱瘓，氣體交換量下降，肺部分泌物較多（顱骨牽引，頭的兩側放置砂袋，以助固定，維持頸椎功能位，平臥硬板床，翻身時要做到直線翻身，即頭、頸、肩保持直線，以免脊柱扭曲、發生意外），定時翻身，拍擊背部、霧化吸入化痰藥物，痰液多時定時吸痰。

6. 幫助病人放鬆肩和頸部肌肉，延長呼吸時間。

(三)體溫異常

——與損傷後下丘腦體溫調節中樞紊亂有關

1. 每4小時測量體溫一次，還有脈搏、呼吸、血壓。

2. 保持室內溫度25℃左右，每日通風兩次，保持空氣新鮮。

3. 超過39℃頭枕冰袋，39.5℃以上給予酒精擦洗，可在大血管走行處放置冰袋。

4. 保持口腔清潔濕潤，維持口腔的正常功能。每日口腔護理兩次。

5. 保持皮膚清潔乾燥，大量出汗後及時擦乾、更衣，避免著涼。

6. 遵醫囑，定時用藥，及時恢復下丘腦調節功能。

(四)疼痛

——與損傷有關

1. 保持病室環境安靜、舒適，避免不良刺激。

2. 主動傾聽病人對疼痛的反應，加以分析評估並對其處理。

3. 保持舒適體位，骨關節外展、肩外展，足跟成 90 度姿勢。

4. 減輕心理壓力，穩定病人情緒，使之正確面對現實，可增加病人對疼痛耐受性。

5. 用心理支持療法緩解疼痛，首先分散注意力，其次進行有關疾病知識的教育。

6. 按醫囑給予脫水劑，減輕組織水腫、減輕壓力。

(五)保持有效牽引

1. 牽引體位，床頭抬高 15～20 cm，屈曲型骨折者保持頸部延伸位，伸展型骨折保持頸部中立位。頭部及枕下墊以枕墊或棉圈、頸部兩側置沙袋固定。

2. 經常檢查調節牽引弓，防止脫落，牽引針孔每日用酒精消毒兩次。

3. 注意正確翻身方法：

翻身時，一人手持牽引弓保持牽引力，其餘人注意頭部、身軀及下肢協同動作，保持頭頸胸呈一軸線翻身。防止因翻身不當使可恢復性癱瘓變為脊髓嚴重損傷，不可恢復性癱瘓或因翻身不當而引起死亡。

(六)排泄形態的改變
——與脊髓損傷神經反射中斷和體液攝入量不足有關

1. 早期在無菌操作下進行導尿術，避免膀胱過度膨脹，尿管持續開放，使膀胱內不積存尿液，減少膀胱壁受損傷的機會，當病人肌張力開始恢復反射出現可將膀胱引流定時開放。白天 4 小時、夜間 6 小時開管一次，每天用 2%～3%硼酸水或生理鹽水沖洗 1～2 次，沖洗要求徹底灌入液體和排出液體同樣清晰、透明為止。

2. 注意尿道口清潔消毒，減少泌尿系統感染的機會，男病人須每日清潔尿道口兩次，女病人則注意陰道分泌物的清潔護理，一般用生理鹽水擦拭棉球不可太濕或太乾，太濕會因擠出鹽水順尿管流入尿道內造成逆行感染。

3. 鼓勵病人多飲水，以利於沖出尿中沉渣，進行力所能及的主、被動鍛鍊，防止尿路結石發生。

4. 尿管留置 2～3 週後，可試著拔除尿管，使用手法擠壓排尿，以訓練膀胱反射性動作，當膀胱脹滿時，病人有下腹脹滿感或出汗及其他不適，此時可行手法按摩，擠壓排尿。

方法是：操作者用右手由外向內按摩下腹部，用力均勻，由輕而重，待膀胱縮成球狀，一手緊按膀胱底，向前下方擠壓膀胱排尿後用左手按住右手背上加壓，待尿不再排出時，可鬆手再加壓 1 次，力求把尿排盡。

5. 控制食物種類，多食植物油、選用富含植物纖維食物，如粗糧、蔬菜、水果、豆類等，多食果汁、少量多餐，避免食用刺激性食物，如辣椒、生薑等，防止便秘。

6. 定時排便，早餐後給病人提供便盆，由於腸蠕動刺激而產生多次的胃結腸反射。

7. 在病情允許下，教導病人按摩腹部，增加腹內壓力，環狀按摩，在左腹部按摩，可促進結腸上端糞便往下移動。

8. 使用甘油栓塞肛門刺激腸壁引起排便反應並起局部潤滑作用，以協助和養成定時排便的習慣。

9. 在病人每次排便後，以溫水清洗肛門周圍皮膚並擦乾，用凡士林塗抹肛門保護皮膚。

10. 必要時用緩瀉劑、灌腸等等。

(七)營養失調

——與攝入營養低於機體需要量、交感神經功能下降有關

1. 脊髓損傷後，因交感神經功能下降，使胃腸蠕動減慢，消化液分泌減少，食慾不振，腹脹，應給予靜脈注入葡萄糖，必要時行胃腸減壓，減輕腹脹。

2. 病人腸蠕動恢復後，囑患者進食高蛋白、高碳水化合物，富有維生素的飲食，易消化、少渣或無渣的流質飲食，少食多餐，食物色香味俱全，並具有良好的進餐環境，刺激食欲。

3. 若長期臥床，應限制含鈣食物，多飲水，預防泌尿系結石。

(八)有皮膚完整性受損的危險
——與長期臥床、感覺喪失有關

1. 皮膚完整性受損，重在預防，改善全身營養狀況及血液循環情況。

2. 保持床鋪的平整、鬆軟、清潔、乾燥、無皺褶、無碎屑，對於骨隆突處加以保護，用氣圈、棉墊、棉圈等，間歇性解除壓迫，每2～3 h翻身一次，有條件可使用特製的翻身床、氣墊床等。

3. 搬動病人時避免拖、拉、推，動作輕柔。病人勤剪指甲、避免搔抓時抓破皮膚。

4. 保持皮膚的清潔、乾燥，每天用溫水清潔皮膚兩次，對於易出汗部位（腋窩、膕窩、腹股溝部）隨時擦拭，大小便後及時清洗肛門會陰，保持乾爽，因為肛門會陰周圍皮膚被糞液、尿液浸漬容易潰爛。

5. 受壓部位皮膚經常按摩，改善局部血液循環，按摩液如10%樟腦酒精或50%紅花酒精。

6. 冬季肢體末梢注意保暖，防止凍傷，熱水袋保溫時，套好布套，防止燙傷。

(九)肌肉萎縮的可能

1. 鼓勵病人進行四肢主動活動或被動活動，如上肢外展，擴胸運動，兩手做捏橡皮球或毛巾的訓練，以及手指的各種動作。

2. 加強足踝、足趾的運動，做膝關節的屈伸運動，按摩下肢肌肉。

3. 進行挺胸、背伸、俯臥撐等背肌的練習。

4. 功能鍛鍊的方法可教會家屬，以幫助督促病人完成訓練。

康復

1. 向病人及其家屬說明下述情況，以調動其鍛鍊積極性：

（1）癱瘓肢體有廢用綜合徵的危險。

（2）未癱瘓肢體若不主動鍛鍊，同樣可出現廢用綜合徵。

（3）癱瘓病人如脊髓無實質性損害，一旦解除了壓迫，則患肢功能可能恢復；若癱瘓時間較長，則需堅持肢體被動活動；在稍有恢復之後，即應加強主動活動，以防脊髓功能恢復後肢體出現難複性的關節僵硬等。

2. 對癱瘓肢體做關節的被動活動和肌肉按摩，每天2～3次，每次30～60分鐘。

3. 在病情允許下，鼓勵病人做未癱瘓肌肉的主動鍛鍊。

（1）頸部活動。

（2）上肢各關節鍛鍊。

（3）上身的肌肉鍛鍊。

（4）腹肌鍛鍊。

（5）膝關節屈伸運動。

（6）足踝、足趾活動。

第二節　胸腰椎骨折、脫位伴脊髓損傷

病 因

絕大多數是由間接暴力而引起，少數因直接暴力所致，從高處落下胸腰椎損傷合併截癱較多，按骨折類型分類。

分 類

1. 壓縮性骨折：

常呈楔形，特別是椎體上緣壓縮性骨折，在胸椎由於其後弓曲線，可發生多節段壓縮性骨折，單純壓縮性骨折多不損傷脊髓。

2. 爆裂性骨折：

椎體骨折塊向兩側分離，兩側椎弓根間距增寬，CT 顯示骨折塊向椎管內移位，並可測出椎管變窄的程度，常損傷脊髓。

3. Chance 骨折：

骨折線呈水平走行，由椎體前緣向後經椎弓根至棘突，發生水平骨折或致棘間韌帶斷裂，骨折移位不大，脊髓損傷少見。

4. 骨折脫位：

常見上位椎體向前脫位，在屈曲壓縮損傷，其下位椎體發生骨折，在屈曲分離損傷，下位椎體常無骨折，關節突起，關節發生脫位，其程度分為脫位、跳躍和交鎖。

脫位是下關節突向上移位超過正常限度；跳躍是下關節突正架於下位椎的上關節突尖上；交鎖是下關節突移位至下位椎的上關節突前方，一般多伴脊髓損傷，還可損傷脊髓前動脈或根動脈。

單純棘突骨折較少見，可發現於直接打擊或後伸損傷。

臨床表現

有外傷史，受傷部位胸腰部位疼痛、壓痛、叩擊痛，伴脊髓損傷，由於受損傷部位、程度不同可出現不同的體徵。臨床體徵取決於脊髓受損橫切面的部位。脊髓損傷早期表現為受傷平面以下，單側或雙側同一水平的感覺（溫、痛、觸、位置、震盪感）、運動、反射及括約肌等功能全部暫時消失或減弱。

治 療

根據胸腰骨折損傷的程度、部位、類型治療也各不相同。

1. 胸腰椎單純擠壓性骨折，椎體擠壓不超過 1 / 3 者，可仰臥於硬板床上，採用骨折部墊枕，使脊柱背伸，同時在醫務人員指導下，傷後 2～3 日開始進行腰背肌鍛鍊，原則上是越早越好。

早期鍛鍊可以促進血腫吸收，預防肌肉萎縮，減輕局部水腫，防止損傷後的軟組織粘連和組織纖維化。由積極主動的功能鍛鍊，達到復位及治療目的。爭取傷後 4～6 週達到鍛鍊要求，8～12 週後下床活動，但不可作彎腰動作，3 個月後方可練習彎腰活動，4～6 個月後可適當參加勞動，腰背肌鍛鍊應堅持半年至 1 年以上。

2. 嚴重胸腰椎骨折和骨折脫位，對於胸腰椎嚴重擠壓或粉碎性骨折、脫位，並伴有韌帶損傷、附件骨折者，屬於不穩定性脊柱骨折。

合理採用手術切開復位，用魯克棒、哈氏棒或鋼板內固定或脊柱融合術等有效治療方法。

3. 伴脊髓損傷，儘早解除對脊髓的壓迫是保證脊髓功能恢復的首要問題，對於脊柱骨折或骨折脫位者，應盡早給以復位，採用閉合復位和手術切開復位等方法。

4. 加強功能鍛鍊，防止關節僵硬及肌肉萎縮，避免骨質脫鈣和泌尿系統結石的發生，逐漸練習坐起，自行翻身和在雙下肢固定支架保護下扶雙拐練習站立和行走。

5. 防止併發症發生，如防止褥瘡、肺部併發症、泌尿系感染、胃腸功能紊亂等。

急 救

1. 就地初步檢查，懷疑脊柱有骨折損傷或肯定脊柱有損傷，一定選用硬質擔架或木板，不可用軟擔架或毯子、被子等軟物，以免加重脊髓損傷，不能由 2 人搬運，1 人搬上身、1 人抬下身或 1 人背患者。

2. 正確搬運方法是：由 2～3 人搬運病人，搬運前先將患者就地仰臥，雙下肢理直靠近，兩上肢貼於身側，將擔架放於患者一側，2～3 人並排，在病人另一側，同時分別 1 人抬頭肩，1 人抬腰臀（或兩個人抬腰臀）及 1 人抬雙下肢，一齊將病人平直移至擔架上，而後再將擔架搬至運送工具上。

3. 加強宣傳教育，引起人們普遍注意，預防截癱和減少創傷截癱，正確搬運急救，防止再損傷。

護 理

(一)應激的心理反應

1. 病人由於突然的創傷而產生恐懼和緊張心理，要經常巡視病房，多與之交談，給予安慰和必要的病情解釋，解除緊張情緒，減輕恐懼感，增強戰勝疾病的信心。

2. 向病人及家屬介紹住院環境，使之儘快適應、熟悉並保持最佳精神狀況，以利疾病的康復。

3. 耐心傾聽病人的訴說，理解、同情病人感受，避免各種不利於治療和護理的語言刺激，多給予病人關心、體貼。

4. 爭取病人家屬、朋友、工作單位及社會有關方面理解、支持，使其解除因受傷後對社會地位、生活能力及經濟狀態等發生影響的後顧之憂，取得家屬及陪護人員配合，指導及協助家屬做好護理工作。

(二)生活自理能力下降

1. 協助病人及家屬做好生活護理，使病人舒適。

2. 向病人說明被動式生活料理的重要性，關心、體貼病人，解除其不習慣與怕麻煩人的心理顧慮。

3. 瞭解病人生活習慣，盡可能滿足其日常生活所需。

(三)排尿異常

1. 排尿異常，首先誘導排尿，如聽流水聲、下腹部熱敷、按摩等。

2. 誘導排尿無效時，在嚴格無菌操作下行導尿術，留置導尿選用刺激小，易固定的矽膠氣囊導尿管，接一次性尿袋，每週更換 2 次，保持引流通暢。

3. 注意尿道口的清潔消毒，每日用酒精棉球擦試尿道口兩次，分泌物多時，增加清潔消毒次數。

4. 囑病人多飲水，每日飲水 3000 ml～4000 ml 以上，以加強尿路生理性沖洗作用，防止尿液沉渣及結石形成。

5. 持續導尿，2 週內白天每 4 小時，夜間 6 小時開管一次，這樣可預防泌尿系感染和膀胱萎縮，且便於訓練膀胱反射或自律性收縮機能。

6. 每天用生理鹽水沖洗膀胱 1～2 次，沖洗要求徹底，灌入液體和排出液體同樣清晰、透明為止。

7. 留置導尿期間，每週留中段尿監測尿路有無感染，如有感染，可選用特異性沖洗液進行膀胱沖洗。

8. 對於脊髓損傷後形成自律性膀胱，逼尿肌麻痹，外括約肌和盆底肌肉緊張度減低者，可採用手法按壓方法，定時按壓膀胱排尿。

方法是操作者用手掌置於患者腹下區膀胱區按摩，用力均勻，由輕而重，待膀胱縮成球型時，一手緊按膀胱底向後下方加壓膀胱，促使排尿，排出尿液。另一手加在這一隻手背上持續加壓，待尿不再排出時鬆手。注意不可中途停止加壓，力求將尿排盡。

(四)缺乏有關疾病知識
——與資訊來源有限有關

1. 評估病人對知識能力接受和個人經歷。

2. 解釋損傷早期生命體徵變化很大，需密切觀察體溫、脈搏、呼吸、血壓。

3. 說明監測脊神經損傷的方法和保護措施，注意肢體感覺、運動功能恢復情況，肢體有無抽搐及麻痺平面的變化，立即報告主管醫生。

4. 注意正確翻身、肩、腰髖部呈直線翻身，嚴禁拖拉扭曲。

(五)組織完整性受損
——與手術及傷口引流有關

1. 保持引流通暢，避免引流管扭曲、受壓及脫出。

2. 保持適當負壓，切忌過大而加重傷口出血。

3. 記錄引流液的顏色、性質、量，是否有腦脊液流出。

4. 觀察敷料滲液情況，保證其固定牢固，及時換藥，操作嚴格無菌。

(六)預防肺部感染
——與長期臥床，機體抵抗力下降等有關。

1. 注意保暖，避免著涼而誘發呼吸道感染。

2. 口腔護理，鹽水嗽口，提高黏膜吞噬、排除、消滅細菌的能力。

3. 進行深呼吸訓練，以增大肺潮氣量，增強膈肌力量，減少氣道阻力和無效死腔。

方法：吹氣球訓練，吹氣泡訓練，後者方法是：用一輸液空瓶，內盛半瓶清水，囑病人用一塑膠細管或橡皮管向瓶內水中吹氣泡。

4. 鼓勵病人有效咳嗽、咳痰：咳嗽是一種清除肺內痰液的反射性防衛動作。

5. 痰多而黏稠不易咳出時可行霧化吸入，2 次／日，必要時吸痰。

(七) 胃腸功能紊亂

——與自主神經功能紊亂、長期臥床、反射性腸麻痹、腸脹氣有關

1. 損傷早期胃腸脹氣明顯，應暫時限制經口進食，以靜脈補充營養。必要時置胃管行胃腸減壓，症狀緩解後，採用少量多餐。

2. 進食高蛋白，高糖類，富有維生素食物，清淡易消化。少食多餐，少吃甜食及易產氣食物。

3. 便秘者，給口服緩瀉劑或開塞露塞肛，並給粗纖維飲食，必要時定時灌腸。每日擦按腹部 2～3 次，以臍為中心順時針方向環繞按摩，促進腸蠕動，幫助消化，防止便秘。

4. 訓練反射排便，即選擇每日或隔日排便，以手指擴張肛門括約肌，反覆刺激後可見糞便排出。

5. 大便失禁者，注意做好肛門周圍皮膚護理，及時清洗、保持乾燥、肛門周圍塗油保護。

(八)預防褥瘡

1. 保持床鋪的平整、鬆軟、清潔、乾燥、無皺折、無渣屑，使病人舒適。

2. 對骨隆突受壓部位襯墊氣圈氣墊、棉圈棉墊等，以減輕局部組織長期受壓。

3. 間歇性解除壓迫是預防褥瘡的關鍵。兩小時翻身一次，腰背部保持一條直線翻身，避免托拉，防止摩擦力和剪切力。

4. 保持皮膚清潔及乾燥，每日用溫水清潔皮膚 2 次，對易出汗部位，可用爽身粉或滑石粉。

5. 經常對受壓部位皮膚按摩，應用 50%酒精或紅花酒精，改善局部血液循環。

(九)有肌肉萎縮的可能

1. 鼓勵病人在病情允許時主動做未癱瘓肌肉的鍛鍊，頸部活動、上肢各關節鍛鍊、深呼吸、腹肌鍛鍊等。教會使用功能拉力器，利用床上拉手，鍛鍊上肢及上身肌肉。

2. 癱瘓肢體保持功能位置，防止各個關節過伸或過展，對癱瘓肢體定時做關節的被動活動和肌肉按摩，每日 2～3 次，每次 30～60 分鐘。注意防止足下垂，可用護足架或足下放一墊物托起。

3. 爭取早日恢復腋拐、輪椅的訓練，儘早離床活動。

康復

正確指導和督促病人早期進行腰背肌鍛鍊。

1. 指導病人進行挺胸、背伸、俯臥撐等背肌的練習，逐漸加大活動量，增加時間，以使病人不過度疲勞的原則。腰背肌的鍛鍊方法有兩種：

（1）仰臥位鍛鍊法：

① 五點支撐法：病人用頭、雙肘及雙足作支撐點，使背腿部、腰臀部向上抬起，懸空後伸。圖 21–1。

② 三點支撐法：病人雙臂放置於胸前，用頭頂及雙足支撐，使全身呈弓形撐起，腰背部盡力後伸。圖 21–2。

③ 四點支撐法：此法難度較大，病人用雙手及雙足支撐，使全身騰空後伸呈拱橋形。此法用於青壯年。圖 21–3。

（2）俯臥位鍛鍊法：

第一步：病人俯臥於床上，兩上肢向背後伸，抬頭挺胸，使頭、胸及兩上肢離開床面。圖 22–1。

第二步：兩腿伸直，向上抬起，離開床面，可交替進行抬起，然後同時後伸抬高。圖 22–2。

第三步：此法較前兩法難度大。病人頭、頸、胸及雙下肢同時抬起，兩上肢後伸，腹部著床，身體呈弓形，如飛燕點水姿勢，故名飛燕點水法。圖 22–3。

2. 根據病情，適時進行輪椅、腋拐的訓練。

3. 對足下垂者可吊起前足部；膝關節不能伸直時用帶子從身後拉住，以幫助病人行走。

4. 胸腰段單純壓縮性骨折病人，由自身功能鍛鍊，可達到重定和治療目的。

具體做法：仰臥於硬板床上，在傷椎後凸畸形處墊枕頭，逐日增高，使之逐漸伸展。

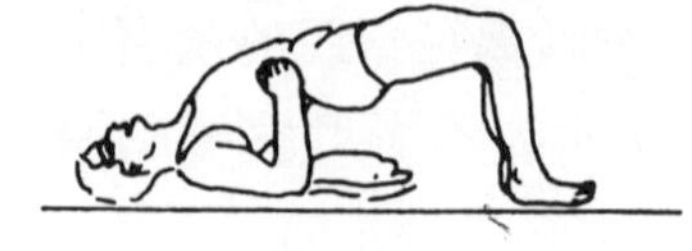

① 五點支撐法

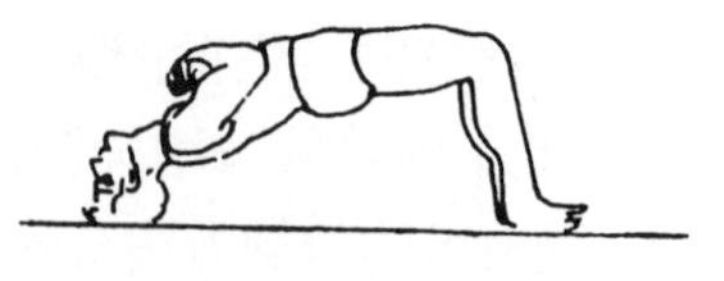

② 三點支撐法

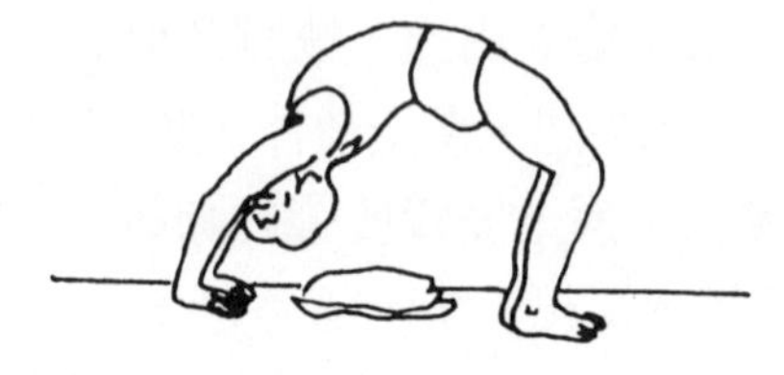

③ 四點支撐法

圖 21　腰背肌仰臥位鍛鍊活動

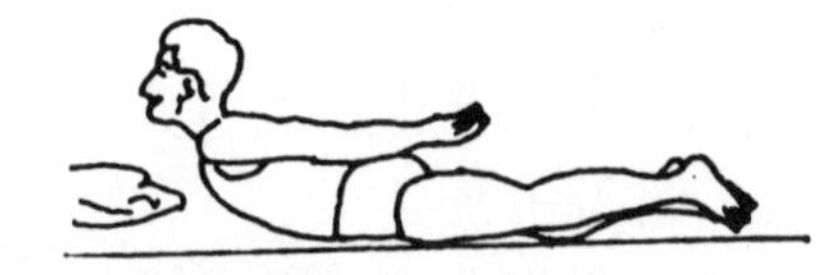

① 頭胸及兩上肢離開床面

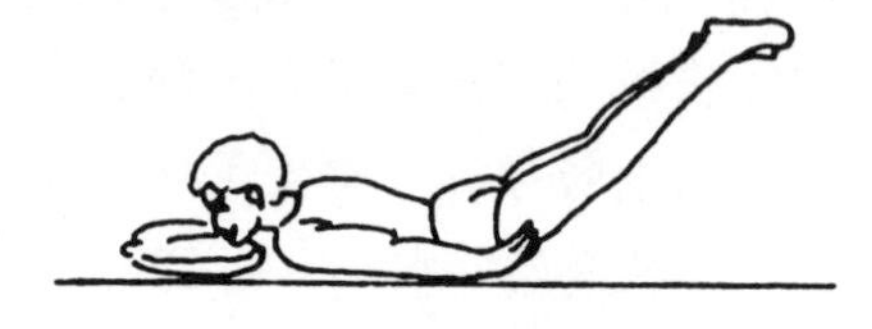

② 兩下肢離開床面

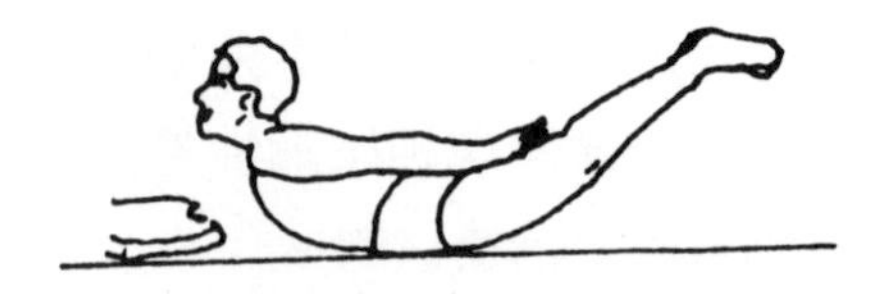

③ 整個身體呈反弓形

圖 22　腰背肌俯臥位鍛鍊法

傷後 2 日，疼痛減輕，即開始仰臥背伸肌鍛鍊：先用五點支撐法，1 週後改用三點支撐法，再過 1 週改為俯臥位背伸肌功能鍛鍊，稱「飛燕式」鍛鍊。

每日反覆做幾次，每次堅持 5～10 分鐘。這樣不但通過前縱韌帶的伸展能使壓縮的椎體復位，而且早期活動可減少骨質脫鈣。

附表：按損傷水平制訂脊髓損傷病人的功能目標

功能性脊髓水平	肌肉功能	功能目標
C_4 神經	控制頸部提起肩胛肩	用裝置操縱電動輪椅
C_5 神經	部分控制肩部和部分肘屈曲	獨立做輕的衛生工作和餵養活動，並用協助設備可用推動輪椅或電動輪椅，用旋軸杆轉換 體育運動：游泳、射箭和滾球運動
C_6 神經	控制肩活動肘屈曲和旋後活動	獨立穿衣、獨立轉移活動、駕駛 體育運動：田徑、乒乓球
C_7 和 C_8 神經	控制肩下沉、肘伸直、手活動	獨立進食、獨立轉位活動、處理排便
T_1～T_5 神經	正常上肢功能	獨立使用輪椅、獨立轉位、能上下輪椅，進行所有輪椅體育運動
T_6～T_{10} 神經	部分軀幹穩定	可穿戴支具，用腋杖操練習行走活動
T_{11}～L_1 神經	軀幹穩定	可在室內活動
L_2 神經	髖屈肌正常	可在室內行走
L_3～L_4 神經	內收肌和股四頭肌正常	可戶外活動
L_5～S_2	髖伸肌、外展肌、膝屈肌正常、能控制踝	在戶外活動

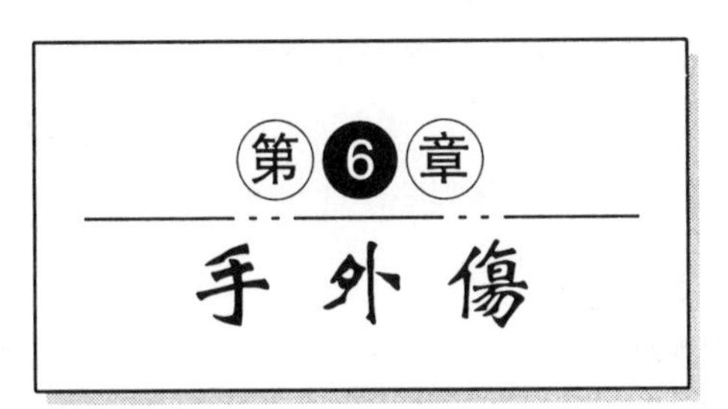

手具有複雜、精細、靈巧的功能，能夠靈活而準確地完成捏、握、抓、夾、提、擰等動作。手特有的功能與其解剖結構密切相關。手部各關節有休息位和功能位兩種。

休息位是一種自然靜止的姿勢，其肌肉、肌腱、骨和關節都處於平衡的狀態，絕大多數的手可以長時間維持這個位置而不感到疲勞。功能位是手在進行勞動時常用的姿勢，相當於握小球的體位，便於發揮功能。

第一節　手部骨折

一、腕舟骨骨折

腕舟骨位於近腓腕骨橈側，形態不規則分為結節、腰和體三部分。

病因

多為間接暴力所致，當跌倒時手掌觸地，手腕強力橈偏背伸，腕舟骨被橈骨直接衝擊而引起骨折。

骨折可分為三型：① 腰部骨折；② 近端骨折；③ 結節部骨折，其中以腰部骨折最常見。

臨床表現

傷後腕部橈側疼痛、腫脹，壓痛明顯，腕關節功能受限。X 光檢查、明確骨折情況，有些裂紋骨折在早期 X 光片上可能為陰性，若臨床症狀可疑，待傷後 2 週再攝 X 光片複查，此時，因骨折斷端充血及脫鈣等原因使骨折線增寬。

治 療

1. 一般新鮮無移位的舟骨骨折，採用短臂石膏管型將患腕固定在背伸 30 度，拇指對掌位，石膏自前臂無遠端 3 / 4 開始至遠側掌橫紋及拇指近節。

2. 若骨折明顯移位，手法難以復位時則可切開復位並植自體骨或早期切除近骨折端。

3. 若制動數月後，骨折處已呈硬化，近端發生缺血壞死時則可考慮將骨折近端切除。腕部疼痛較甚，且有功能明顯受限者，可同時作橈骨莖突切除術。

4. 另外，對於陳舊性骨折不癒合，同時合併有創傷性關節炎、腕關切長期疼痛、活動受限，嚴重影響患肢功能者，可行腕關節融合術治療掌骨骨折。

二、掌骨骨折

病因

多為間接暴力引起，少數為直接暴力，暴力不同，損傷後骨折情況不同，根據部位分為掌骨幹骨折和掌骨頸骨折。

1. 掌骨幹骨折：

間接暴力多引起掌骨斜形或螺旋形骨折，直接暴力多造成橫形或粉碎性骨折。

2. 掌骨頸骨折：

多因傳導暴力所致，骨折後掌骨頭被骨間肌牽拉使骨折處向背側成角而掌指關節過伸。

臨床表現

外傷後，患處腫痛，手指伸屈障礙，壓痛明顯。

X 光檢查明確骨折情況。

治療

1. 掌骨幹骨折一般採用手法復位，然後用石膏或小夾板制動於功能位 4～6 週。

2. 掌骨頸骨折一般也採用手法復位，復位後用石膏將掌指關節固定於 90°位，3 週後可去除固定物鍛鍊手指功能。

3. 多發骨折難以復位或錯位明顯的長斜形骨折，可手術切開復位鋼針內固定。

三、指骨骨折

指骨骨折是手部最常見的骨折，多因直接暴力所致，治療過程中如果畸形癒合或關節僵直，對手的功能影響極大。

1. 近節指骨骨折：

近節指骨骨折因受骨間肌的牽拉，向掌側屈曲；遠端因指總伸肌及蚓狀肌的作用而背伸，形成向掌側成角的典型畸形。治療時將傷指屈曲，用牽引壓迫法整復骨折，石膏或金屬板固定於曲位。

2. 中節指骨骨折：

屈指淺肌上點近側的骨折，骨折部向背側成角；止點遠側的骨折，則向掌側成角。骨折向背側成角者，治療時應將手指固定於伸直位；向掌側成角者，手指應固定於半屈曲位。

3. 末節指骨骨折：

末節指骨骨折多為粉碎性，可按軟組織損傷處理，指骨基底撕脫骨折時則需整復後石膏固定。

四、月骨脫位

月骨位於近腓腕骨中部，側面呈新月形，遠側凹面與頭狀骨成關節，近側凸面與橈骨成關節，橈側與舟骨成關節，月骨的血液供應主要來自掌側和背側月骨在橈腕韌帶附著點，若外傷至月骨的前後韌帶均已斷裂，月骨完全移位至橈骨遠端掌側，則完全失去血供，即使早期復位，仍易發生壞死，造成腕關節功能障礙。

病因

多由間接暴力所致，跌倒時手掌著地，手腕背伸時月骨可被橈骨下端及頭狀骨擠壓脫位。

臨床表現

有明顯外傷史，腕部掌側明顯隆起、腫脹，活動受限，由於月骨突向掌側，使屈肌張力增加，手指不能完全伸直，有時還壓迫正中神經，出現橈側三個半指感覺及拇外展功能受限等表現。

治療

新鮮月骨脫位需早期復位。手法復位用石膏固定腕微曲位，1 週後更換中立位石膏固定，持續兩週。若係陳舊性脫位，則考慮切開復位或月骨切除。術後儘早鍛鍊以恢復關節功能。

手部創傷急救

手外傷雖然不會危及生命，但由於解剖複雜，治療護理不當容易遺留手的功能障礙，將影響病人的生活和勞動。

1. 要提高手部創傷的治療水準，首先對新鮮手外傷處理得當，盡可能爭取使損傷組織得到一期修復，療程縮短，早日功能恢復。如不適於做一期修復的，也要儘量為以後的修復創造條件。

2. 手部血循豐富，手部開放傷出血量較多，甚至可引起失血性休克，在急救時局部加壓包紮多可止血，一般不用止血帶。包紮時盡可能露出指端，以便隨時觀察血液循環。

3. 在進行清創術時，為了減少出血和更好的辨清各類組織，清創可在充氣止血帶下進行，使用時間一般不超過一個半小時，壓力 40～46.7 kPa（300～350 mmHg）。

4. 對需手術做好準備：

（1）迅速做好各種藥物敏感試驗，如普魯卡因、先鋒黴素、破傷風抗毒素等過敏試驗。

（2）修剪指甲，剃盡附近毛髮。如有油污，應用乙醚或汽油擦拭乾淨。將傷肢皮膚用軟消毒毛刷蘸無菌肥皂水刷洗至清潔，避免細菌污染或防止污染增加，以防加重損傷。

（3）對於出血較多的病人，應及時輸液擴容，並測定血型，以備必要時輸血。

（4）對急需截指者，要與病人及家屬交待清楚，取得同意。

5. 做好急診病人的心理護理，穩定其緊張、恐懼情緒。

護 理

(一)緊張、恐懼

1. 手部意外損傷，護理人員要及時向病人及其家屬做必要的心理工作，消除其緊張、恐懼情緒，解除思想顧慮與負擔。

2. 護理人員在進行操作時熟練、準確、鎮靜自若，伴隨溫和態度，體貼關心語言，增強病人的安全感、信任感，更好地配合醫護人員治療。

3. 不可在病人面前透露病情的嚴重性，注意保護性醫療制度，避免不必要情緒刺激，減輕恐懼、緊張心理。

(二)缺乏疾病知識

1. 術前耐心細緻地做好解釋工作，消除病人對手術的恐懼和顧慮，樹立戰勝疾病的信心。

2. 向病人講述手術前注意事項，以及術前應用適量的鎮靜藥，保證術前情緒的穩定。

3. 詳細地向家屬介紹病情和準備手術的目的及可能得到的結果，爭取其同意。

4. 手部手術的病人術後生活極不方便，術前即應讓病人心理上有所準備，並做好各種適應性生活練習，提高生活自理能力，減少依賴性。

(三)水　腫

1. 患肢用一軟枕或支架墊起抬高，略高於心臟水平，促進靜脈血和淋巴液回流，減輕肢體腫脹。

2. 病人取舒適臥位，要避免患肢長時間地在下側臥位，以免影響患肢血液循環，加重水腫。

3. 病人坐位或站立時應將患肢懸吊於胸前而不要下垂或隨步行而甩動。

4. 在病情允許時，儘早開始患肢活動，也可施行超短波治療，促進水腫消退。

(四)疼　痛

1. 瞭解疼痛情況，耐心傾聽病人訴說，穩定病人情緒，加強病人的心理護理，提高痛閾。

2. 保持環境安靜，減少刺激，及時合理地應用鎮痛劑。

3. 觀察疼痛性質，確認引起疼痛原因，及時對症治療，解除病人痛苦，防止病情加重。

4. 在治療護理操作過程中避免粗暴的動作，注意保護患肢，以減輕病人疼痛。

5. 在生活護理中，安排病人聊天，看電視、看書等或外出散步，使生活內容豐富充實，以轉移分散病人的注意力。

(五)保持有效外固定

1. 正確的包紮應該是鬆緊適宜。包紮過鬆不能有效防止傷口滲血、滲液，包紮過緊則影響局部血液循環，不利於傷口癒合。

2. 術後一般要求將患肢固定在功能位，部分也可根據手術需要將患肢固定在非功能位。在石膏未乾前要保護石膏勿折斷或變形，發現異常及時通知醫生。

3. 患手消腫後如石膏鬆弛，應及時更換，以防影響治療效果。

4. 嚴格限定固定時間，根據組織癒合情況爭取縮短固定制動時間。

如果癒合延遲可適當延長固定時間。

(六)有感染的可能

1. 開放性損傷須及時徹底清創，這是控制感染的最主要措施。

2. 保持局部皮膚清潔，保護敷料不被污染或浸濕，對污染和浸濕的敷料要及時更換。更換敷料時動作要輕柔，嚴格無菌操作。

3. 根據損傷程度、污染情況及清創過程，及時有針對性地應用抗生素，直到傷情穩定，癒合滿意，排除感染可能時停止使用。

4. 觀察傷口有無紅腫及滲液，每天監測體溫波動情況，發現可疑感染徵象時應及時通知醫生，以便早期處理。

5. 已發生感染的傷口，特別是深部感染或已形成膿腫時，應及時切開引流，換藥治療，並及時將膿液做細菌培養和抗生素藥敏試驗，並增加抗生素用量。

6. 鼓勵病人進高營養、高蛋白、多維生素、纖維素易消化飲食，提高全身抵抗力。

康復

1. 指導功能鍛鍊的意義：

向病人宣傳講解功能鍛鍊對手外傷治療及康復意義，手部各種損傷以及術後長期的制動治療，容易造成關節僵硬，肌肉萎縮、肌腱粘連，影響手的功能恢復。早期開始功能鍛鍊可以增加血液供應，避免肌腱粘連，防止關節僵硬，預防肌肉纖維性變或失用性萎縮，促進手的功能恢復。使病人真正瞭解並重視，能主動服從配合醫護人員，自覺完成鍛鍊計畫。

2. 根據病情病程不同，有針對性安排鍛鍊，並將功能鍛鍊的計畫步驟，練習方法，注意事項等告知病人，使其真正瞭解及掌握。

3. 功能練習科學合理，防止不認真、不重視、掉以輕心的傾向，又要防止急於求成的急躁情緒。練習幅度、活動量等因病制宜、循序漸進不可中斷，以免影響鍛鍊效果或引起其他不適。

4. 手外傷後功能鍛鍊的正確方法

手部骨折和關節脫位的功能鍛鍊：

（1）手部骨折和關節脫位復位後一般用石膏、鋁板功能位固定 3～4 週。固定期間積極屈伸活動正常手指，患手患指開始以被動活動為主，用健手輔助進行各關節的屈伸，活動量以不引起再損傷為限。待疼痛消失後，變被動活動為主動活動。同時做不影響固定的腕部活動。

（2）去除外固定後，指導病人做緩慢的主動屈伸活動，每次爭取達到最大範圍，如有關節屈伸障礙可用健手協助患指做被動活動，屈伸的幅展要大於主動活動的幅度。

（3）未能正確進行功能鍛鍊，骨折癒合後出現關節僵硬、肌肉萎縮的病人，仍可按上述進行鍛鍊。

第二節　手部皮膚損傷

手部皮膚損傷在手外科中最常見，常見有以下幾種。

一、指端缺損

係指指端及指腹部缺損，可為單純軟組織缺損，亦可包括末節指骨部缺損。常因機器或鋒利的用具造成創傷。

病因

根據損傷特點可分為：

1. 切割傷：

因鋒利的用具或機器所造成的。

2. 擠壓傷：

為兩重物擠壓或重物砸壓所致。重者傷累及皮膚下脂肪、肌腱、神經、血管、骨骼和內在肌等，甚至多發性掌指骨骨折。

3. 皮膚撕脫傷：

多為旋轉機輪或皮帶所造成，傷處大塊皮膚甚至整個手部的皮膚撕脫，嚴重撕脫傷還可以造成肌腱損傷，骨骼結構破壞。

（1）單純指端軟組織缺損：缺損指端無末節指骨，一般可在清創後，立即取中厚或全厚游離皮片移植修復。

如果指腹皮膚缺損較多，可行全厚或帶真皮下血管網的皮膚移植，亦可從足趾趾端切取游離複合組織瓣移植。

如果指腹切割傷較小而整齊，也可原位縫合。

（2）合併有末節指骨缺失的指端缺損、有肌腱和指骨外露，可用掌側三角形推移皮瓣（V—Y 皮瓣）、指端三角形推移皮瓣或指背雙蒂皮瓣，這種皮瓣可一次性覆蓋創面，但所覆蓋缺損面積較小。青壯年還可採用掌側推進皮瓣（雙蒂推移皮瓣），縫合時，指間關節屈曲位，一般可前推移 1～1.4 cm 左右，去除固定，拆線後，應行關節功能鍛鍊。根據損傷情況，還可採用指側方島狀皮瓣，亦可用於拇指再造，單蒂推進皮瓣等。

二、指背和手背皮膚缺損

指背和手背的皮膚缺損，若無深部組織暴露，基底條件較好的創面，行中厚或全厚游離植皮即可。如有深部組織裸露創面，則需用皮瓣修復。首先旋轉皮瓣、推進皮瓣。如有拇指背側皮膚缺損有深部組織暴露者，可取食指近節背側皮瓣，帶神經、血管、蒂是修復拇指軟組織缺損較理想的供區，手術可在清創時一次完成，修復後皮瓣有感覺。

指背手背大面積皮膚缺損及深部組織裸露創面，可行前臂逆行島狀皮瓣，腹部皮瓣修復。

三、指及手掌部軟組織缺損

無深部組織暴露、基底條件好的創面，可選用厚、中厚或全厚游離皮片移植，手掌部創面可將掌腱膜切除後植皮。

有深部組織暴露的手指，掌側皮膚缺損和掌部創面較深，可選用前臂交臂皮瓣、上臂交臂皮瓣修復。

四、脫套傷

1. 拇指脫套傷：

由於拇指在手部功能中佔有特別重要的地位，對拇指脫套傷，應行修復手術，可採用虎口皮瓣翻轉加示指背側島狀皮瓣修復、拇甲瓣游離移植術修復。

2. 其餘各指單指脫套傷：

由於拇指的外單指缺失，對手部功能影響相對要小，故可以考慮截指的同時行手部成形術。

3. 全手脫套傷：

多為旋轉的機輪或皮帶所造成，自腕關節平面至指端的全部皮膚呈套狀撕脫，是手部皮膚損傷處理上最棘手的，結果一般均不理想，術後多遺留關節僵硬和功能障礙，處理此類損傷應以恢復和改善手的部分功能為原則，一期不能修復者，作二期修復。

原則上，儘量應用游離植皮術以修復創面。不能接受游離植皮的創面，也可用皮瓣修復。亦可將脫套的手指遠端一節半手指切除，行腹部埋藏，使手指表面重建新血運，4～6 週後取出再行游離植皮。

護　理

皮瓣是帶有皮下脂肪的一塊皮膚，用以修復皮膚缺損。移植時必須保留部分皮膚與供皮區相連，相連的部分稱為蒂。在皮瓣移植後由蒂部供應皮瓣血液和營養。經過一段時間與受皮區建立新的血循環後，再將蒂斷開，完成皮瓣的移植。所以皮瓣手術前後的護理、觀察為皮瓣移植成活起著很大的作用。

(一)有發生血液循環障礙可能

1. 為便於觀察局部血液循環，包紮時盡可能露出指端和皮瓣的中心部分，主要觀察手指末端皮膚的顏色、溫度、彈性等情況，如發現皮膚蒼白或紫紺等，皮溫降低、顯著腫脹或指腹萎陷等，說明血液循環障礙，報告醫生，需立即處理，各種帶蒂皮瓣移植術後 6～8 小時即檢查傷口，觀察皮瓣血液循環，尤其是術後 1～2 天內最為重要。

2. 保持患肢功能位置。一般手術後患肢手保持在功能位，即保持腕關節背伸 30°，掌指關節屈曲 45°，指關節稍屈和拇指對掌位。

3. 手術後適當抬高患肢，以減少肢體腫脹，但也不能過度抬高，以免造成動脈供血不足，而影響受皮區的皮片癒合。坐位或立位時應將患肢懸吊在胸前。臥位時將患肢墊起，使稍高於心臟水平。

4. 囑患者術後臥床休息 3 天，注意保暖，按醫囑定時給予血管護張藥、止痛藥，禁止用熱水袋熱敷，因皮瓣本身無感覺，易造成燙傷。

(二)有發生感染的可能

1. 手術前皮膚準備，直接關係到手術後傷口癒合及皮瓣移植成功。手術前嚴格備皮、修剪指甲、剃除毛髮、溫水浸泡再用5%溫肥皂水刷洗，再用酒精或碘伏消毒，擇期手術嚴格備皮三天。

2. 皮瓣斷蒂前的皮膚準備。協助病人解除腹帶或敷料，用擦浴的方法清潔皮瓣及皮瓣周圍的皮膚，擦乾並剃淨其周圍的毛髮，用鹽水棉球擦拭創面，酒精棉球消毒創面周圍皮膚，然後蓋上無菌敷料。

3. 術後觀察體溫及切口周圍敷料有無滲出液或異味，病人有無主訴傷口劇痛等情況，有滲出液，敷料及時更換，清毒處理，繼續包紮。

康復

皮膚損傷直接縫合術後的鍛鍊：

1. 術後疼痛、腫脹減輕後即練習握拳、屈伸手指。開始練習時動作應緩慢，以不引起明顯疼痛和傷口張力為度，同時做腕部的屈伸和旋轉鍛鍊，防止關節僵硬。

2. 傷口拆線後，練習用力握拳和手的伸屈，內收、外展等活動，保持手的正常肌力，使手部各關節的功能儘快恢復正常。

皮膚缺損帶蒂皮瓣移植術後的鍛鍊：

1. 帶蒂皮瓣固定至少需要3週，術後傷口包紮時要儘量將健指外露以免影響活動。

2. 皮瓣移植術斷蒂前應以活動健指為主。術後第2天起即可用健手幫助患手健指做被動活動，1週後做健指最大限度的主動屈伸活動。鍛鍊時注意不能引起皮瓣牽拉。

3. 手術部位炎性水腫消退，開始患指的屈伸活動，動作幅度緩慢增加，以不引起局部疼痛為限。

4. 皮瓣斷蒂後，健指做最大幅度的屈伸鍛鍊，患指做被動和主動活動。在拆除皮瓣縫線後，進一步加大活動幅度，如握拳、伸指，用手握橡皮圈等活動。

5. 揉轉石球或核桃，鍛鍊手指的各種功能及協調動作，儘快恢復手的靈活性。

第三節 肌腱損傷

肌腱是連接骨與肌肉之間的緻密結締組織。肌腱主要由腱束、腱內膜、腱旁組織、束間血管四種成分構成。

腱內膜有血管、淋巴管和神經。肌腱除通過血運吸收營養外，滑液擴散也有營養作用。完整的指屈肌腱鞘是防止粘連的有效天然屏障，滑液營養是肌腱自癒能力的理想環境。因此在肌腱修復中，儘量保護腱鞘，對加速肌腱癒合和防止術後粘連均有益。

肌腱損傷多為開放傷，只要條件允許，均應一期吻合修復，如果肌腱斷裂時合併有明顯軟組織血運障礙，斷裂面不整潔、污染較重，估計術後容易感染，不強調做一期修復。常用肌腱縫合法，有「8」字縫合法、雙垂直縫合法、Bunnell 法，以及魚嘴插入縫合法等。

一、屈指肌腱損傷

根據屈肌腱的解剖和生理特點，可分為五區。

1. 前臂區：

從肌腱起始部至腕管近側端，即前臂下 1/3 處。此區屈肌腱較多，有腱周組織及周圍軟組織保護，如條件合適，可在此區一期縫合屈肌腱，術後效果較好。

2. 腕管區：

腕管內有 9 條肌腱及正中神經，空間較小；正中神經淺，常與肌腱同時損傷。手術修復時只縫合指深屈肌腱及拇長屈肌腱。必須同時吻合正中神經，吻合口不可在同一平面，防止粘連。

3. 手掌區：

腕橫韌帶遠側至肌腱進入腱鞘前的區域。此區域內如果單純屈指淺肌腱斷裂可以不做縫合。屈指深淺肌腱都斷裂時，單縫合屈指深肌腱並用蚓狀肌包繞吻合口，同時將屈指淺肌腱切除一部分，防止彼此粘連。

屈指淺肌腱功能基本上由屈指深腱代替。屈拇長肌腱在此區斷裂可直接縫合。

4. 腱鞘區：

又稱為無人區，從腱鞘開始至中節指骨中份指淺屈肌的附麗處。此段深淺屈肌腱被限制在狹小的腱鞘內，傷後易發生粘連。由於顯微外科及肌腱吻合技術進展，早期作肌腱吻合的成功率已很高。現在主張同時修復指深淺屈肌腱並修復腱鞘。

5. 深肌腱抵止區：

從中節指骨的中部到肌腱止點的區域，若為抵止點 1 cm 以內斷裂，可將腱端前移，重新附麗在止點，切除遠斷段。拇長屈肌腱斷裂，亦應爭取一期修復縫合肌腱。

二、指屈肌腱斷裂游離肌腱移植術

肌腱斷裂後，近端回縮，1～2 個月內肌腹變化不大，肌腱斷端仍能拉攏直接縫合。若早期未作適當處理，肌腹發生攣縮，即失去直接縫合的機會；或因嚴重損傷造成肌腱缺損，均需做游離肌腱移植術。

肌腱移植的時機：

（1）傷指各關節被動屈曲正常或接近正常；

（2）瘢痕軟化；

（3）肌腱徑路有良好的皮膚覆蓋。一般在傷癒後 3～4 週為宜。

術後固定肌腱於鬆弛位：屈肌腱須屈腕指位固定；伸肌腱須伸腕伸指固定。

三、伸指肌腱損傷

伸腱均位於皮下，被有腱周組織。斷裂的肌腱修補後即使有輕微粘連，對手功能影響也不大，但在手指背側，伸指肌腱較簿，與關節囊和骨骼關係密切，尤其指伸肌腱與手內肌的擴張部緊密相連，功能上比較精密複雜，修復時也必須精心細緻。

1. 伸肌腱止點斷裂：

伸肌腱止點斷裂臨床表現為錘狀指畸形，部分病人伴有撕脫骨折。開放傷給予清創縫合肌腱，用石膏或鋁片夾板固定 4～6 週，手指置於遠側，指間關節過伸、近側指間關節屈曲位。對於陳舊性損傷，晚期鍾狀指，如功能障礙明顯可手術治療，將斷裂的肌腱端縫合或重疊縫合。

術後固定於上述位置4～6週，陳舊性撕脫骨折，骨折片很小，可予切除，然後將肌腱固定於原止點處；如骨片較大，則需將骨折端刮出新鮮面，再復位內固定。

2. 伸肌腱中央束斷裂：

近節指間關節背側部，伸指肌腱在此分為中夾腱條及兩側腱束，並有內在肌的肌腱加入側腱束。中央腱條斷裂後兩側腱束沿近側指間關節向掌側滑脫，近側指間關節屈曲，遠側指間關節過伸，形成典型的「鈕孔」畸形。早期修復、一期縫合，對於陳舊性損傷、腱束縮短或側腱束缺損不能利用，可取掌長肌做游離移植。

3. 手背、腕背及前臂伸肌腱損傷：

手背、腕背及前臂伸肌腱斷裂均應早期縫合，效果好，腕背部斷裂時，須切除相應部分的腕背側橫韌帶及滑膜鞘，使肌腱直接位於皮下。

四、肌腱粘連處理

肌腱斷裂後，其滑動結構也隨之受損，即使手術修復，粘連也很難避免。粘連的程度，部位對功能影響很大。肌腱粘連的程度與肌腱外傷程度、修復技術、腱周組織情況、術後有無感染、血腫和術後功能鍛鍊有密切關係。

肌腱粘連後如有明顯功能障礙且有鬆解適應證，則行手術鬆解。肌腱鬆解必須徹底，除手術當時必須使粘連的肌腱恢復到最大的滑動範圍外，還應該使再粘連的機會減少到最低限度。

創面徹底止血，防止術後血腫發生再粘連，術後早期開始功能鍛鍊，堅持練習方能取得滿意效果。

護 理

有發生肌腱粘連的可能。

1. 傷口閉合前，必須放鬆止血帶，充分止血，可以避免因傷口內有積血而發生晚期粘連，而且可以沒有術後傷口滲血的顧慮，早期進行功能鍛鍊。

2. 手術後注意局部皮膚血循環情況，如果局部皮膚血液循環不良，鬆解的肌腱將會再發生廣泛的粘連。

3. 如果發現有血液循環障礙，要及時報告醫生。同時注意觀察體溫及病人主訴疼痛加劇等情況，因為感染也是造成的肌腱粘連一個重要原因。

康 復

(一) 手部肌腱損傷的功能鍛鍊

1. 肌腱修復術後需用石膏托或鋁板外固定 3～4 週。首先活動未固定關節。術後前 3 週內不能活動患指，因過早的肌腱活動可以破壞腱鞘與肌腱之間剛剛建立起來的血管供應，致使移植肌腱變性壞死。

即使活動也要在保護下進行，可採用牽拉橡皮條的方法進行鍛鍊。3 週後外固定解除可進行患指的主、被動活動，直至患指伸屈活動正常。

2. 肌腱鬆解術後一般 24 小時即可去除敷料，指導病人患指做主動屈伸活動。每日 3～5 次，每次屈伸 25 次左右，同時做健指的主動活動。當患指的主動活動無痛，活動範圍正常時，可開始抗阻力運動，每天練習多次，至患指活動範圍及力量均與健指相當為止。

(二)在手外傷時功能鍛鍊還應注意幾個問題

1. 在日常生活工作中，手的屈指功能比伸指重要，所以著重手的屈指練習；

2. 注意活動掌指關節，只要掌指關節能夠活動，傷手就有一定的功能；

3. 傷手不能過勞，更不能感覺疼痛的功能練習；

4. 每日鍛鍊之後，須將傷手用原來的石膏托固定；

5. 訓練計畫根據活動有無進步來適時修訂以適應手功能恢復的需要。

(三)傷手活動進行到一定程度，爲增加病人興趣，指導病人作適當的遊戲或工藝品，如用筷子作夾豌豆比賽、用指尖拾竹簽、用手和手指捏黏土、塑泥人、繪畫寫字等。

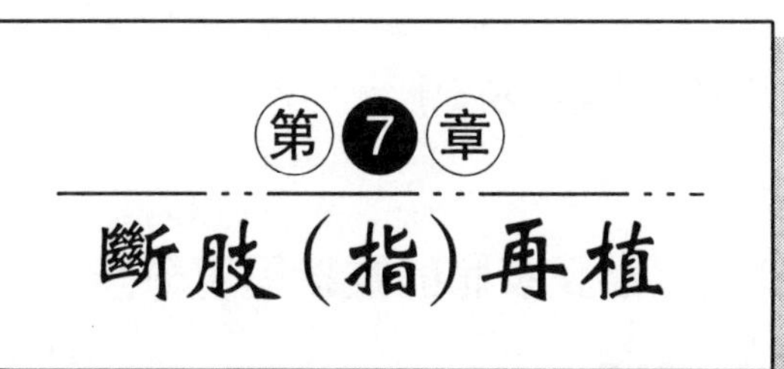

第7章 斷肢（指）再植

斷肢再植的目的是在挽救患者生命的前提下，挽救離斷的肢體，恢復其功能。借助於放大鏡或手術顯微鏡把完全或不完全斷離的肢體，重新接回原位，恢復血管、神經使之成活並有一定功能的高精細的手術。

自從 1963 年我國在國際上首次報導斷肢再植成功以來，隨著顯微外科技術的進步和發展，斷肢再植手術得到了迅速推廣，已成為我國較普遍的多見手術，技術也日臻完善。平均再植成功率已達 95%以上，挽救了病人的肢體，減少了發生殘疾的可能。

斷肢再植是一項複雜的綜合性的創傷外科技術，它涉及骨科、神經外科、顯微外科以及整形外科等多方面的專業理論和技術，高品質修復神經、血管肌腱、骨骼和皮膚的手術，術後繼續完成各方面的綜合治療和功能鍛鍊，以促進再植肢（指）體功能恢復。

一、斷肢的分類

(一)根據斷肢肢體的離斷程度分類

1. 完全性斷離：

離斷的肢（指）體與軀體完全分離，無任何組織相連稱完全性斷離。或離斷肢（指）體僅有極小量組織與近側人體相連，但這部分相連組織在再植清創手術時，必須將該相連的組織切除，這也屬於完全性斷離。

2. 不完全性斷離：

受傷的肢（指）體大部分與軀體斷離，伴有骨折或脫位，相連小部分組織不足以為斷離肢（指）體提供足夠的血供，主要血管斷裂或栓塞，肢體遠側無血運或嚴重缺血，如不吻接血管則會造成肢體壞死者，稱為不完全性斷離。

3. 多發性斷離：

完全性斷離或不完全性斷離的肢（指）體，其遠端又發生一處或多處離斷或不完全性離斷，稱為多發性斷離。此類離斷最嚴重。

(二)根據創傷原因不同所造成不同性質肢（指）體離斷分類

1. 切割性離斷：

多發生於上肢，常見多由銳器造成，如刀砍、切紙機、剪板機、鍘刀、銑床、鋼索等。斷肢創面整齊，軟組織損傷輕，再植後，成功率高，功能恢復往往比較滿意。

2. 輾軋性斷離：

常發生在下肢，有時可能為雙下肢離斷。多由火車輪、汽車輪等輾軋所致，離斷面多不整齊，軟組織損傷重，骨骼多呈粉碎性骨折，徹底清除斷面附近的損傷組織是再植成功的關鍵，成功後功能恢復尚好。

3. 撕脫性斷離：

多由於肢體捲入高速旋轉的機器中被牽拉離斷。斷面不規則，肌腱神經常被拉出，往往有主要神經的根性撕脫，再植成活後肢體功能常不理想。

4. 擠壓性斷離：

多由過重的機械、鐵板、石塊擠壓或打擊或被攪拌機絞軋肢（指）體造成。斷離面不規則，肢（指）體離斷兩端組織損傷嚴重，有時呈多發性斷離，再植成活率低，再植後功能亦較差。

5. 特殊性離斷：

如爆炸性肢體斷離及高溫滾筒所致肢體離斷，肢體不僅發生多處或粉碎性離斷，而且組織受高溫損傷，再植較困難，也有選擇損傷較小的組織進行移位再植成功報導。

二、斷肢（指）再植的手術指徵

離斷肢（指）體能否進行再植，要根據傷情、傷後時間等而定。同時考慮如下幾個方面。

1. 病人的全身情況：

肢體離斷傷往往是由於強大的暴力所致。常合併有其他損傷，如顱腦傷，胸、腹部臟器損傷，甚至有脊柱骨折脫位，創傷性休克等。當危及生命的其他部位嚴重傷未有效處理，創傷性休克未能糾正，則不應首先考慮斷肢再植，應以先挽救生命，然後再考慮肢體再植為原則。可將斷肢（指）暫時冷藏保存，待全身情況穩定後再行再植術，或毅然放棄再植手術。

2. 傷肢情況：

斷肢再植的目的是恢復肢體功能，因此對傷肢有三個要求：

（1）**離斷肢（指）體血管床的完整性**。血管床的完整性是肢體再植成功的基本條件，再植成活率高，但對撕裂傷或廣泛多處擠壓傷，往往有肢體血管破壞，再植易失敗。判斷血管床的方法是：

① 觀察肢（指）體表面有無紅線症、瘀斑症，這是血管廣泛撕脫傷後血管壁破損，血液滲於皮下所致。

② 觀察血管斷面有無內膜與肌層剝離現象。內膜與肌層剝離是血管壁受牽拉後損傷的表現。

③ 進行 2% 普魯卡因肝素溶液灌注試驗。用平針頭插入動脈斷端後，緩慢注入 2% 普魯卡因肝素溶液 5～10 ml。血管床正常時注入 1～2 ml 液體即可見靜脈有積血溢出，隨後溢出液體逐漸變清。血管損害時表現注入阻力大，靜脈無積血溢出，肢（指）體逐漸腫脹。

（2）**神經的連續性**：周圍神經的主要功能是傳遞信息，肢（指）離斷傷後神經連續性中斷、手術中對神經進行修復。但撕脫性離斷傷，周圍神經經常先承受拉力，當暴力持續時，神經在根部（椎孔內）發生斷裂，這種神經連續性中斷不易發現，也難以處理，再植成活後，功能也無法恢復，因此一旦明確這類中斷應及早進行神經移位。

（3）肌肉的活力性：高平面離斷，多含有豐富的肌肉組織，而肌肉是高耗氧組織，對缺氧耐受差，細胞變性程度、速度亦快，更易發生不可逆性變化，再植後發生急性腎功能衰竭等嚴重併發症。因此對缺血時間過久，應慎重考慮再植指徵。

3. 再植時限：

由肢體離斷缺血到再植後肢體存活最長的缺血時間為再植時限。

肢（指）體離體後經過一段時間，細胞必然發生不可逆的變性和壞死，即使進行再植、恢復循環，斷肢亦不會成活，反而會因斷肢內毒素被吸收而導致全身中毒反應，甚至危及生命。

這一段時間就是再植時限，它主要受肢體斷離水平，氣溫和離體肢（指）體保存方法的影響。

不同組織在相同的缺氧條件下，細胞發生變性壞死的快慢不同。高平面離斷，多含有豐富的肌肉組織，而肌肉組織代謝旺盛，對缺氧耐受差，細胞變性程度重，速度亦快，再植後全身中毒反應大，嚴重時可引起腎小管阻塞，肝功能受損，腦細胞損害和酸中毒等。病人會突然出現血壓下降、脈搏加快，血紅蛋白尿，甚至無尿、昏迷、心跳驟停。

因此，大的肢體離斷再植時限一般為傷後 6 小時，寒冷氣候加之冷藏後可延長至 10 小時；上肢尤其是前臂或腕部離斷，由於肢體離斷部位肌肉組織少，可適當延長再植時限。若缺血時間過久，則不宜強行再植手術。

三、斷肢（指）現場救護

1. 現場如斷肢仍在機器中，切忌強行將肢體拉出或將機器倒轉，以免增加損傷，而應立即停止機器轉動，拆開機器取出斷肢。

2. 斷面可用無菌和清潔的敷料加壓包紮。如有搏動性動脈出血，可將該血管單獨結紮，也可用彈性止血夾將動脈斷端夾住，切忌盲目使用止血鉗或止血帶。

3. 不完全性斷離肢（指）體用夾板妥善固定，完全性斷離的離體肢體應妥善保存，然後迅速轉送到醫療機構進行緊急處理。

4. 肢（指）體離斷傷有可能併發其他損傷，尤其高位離斷肢體，可能併發創傷性休克及其他內臟損傷，因此在進行現場急救時，醫務人員應對病人做全身檢查並採取相應措施，以免發生意外。

5. 離斷肢（指）體的保存，離體肢體缺血不超過 6 小時（氣溫高時不超過 4 小時，氣溫低可延長時間，不超過 10～12 小時）行再植手術。

（1）現場對離斷肢（指）體行簡易冷藏：將離斷肢（指）體用無菌或清潔敷料包紮好，先放入塑膠袋中，再將塑膠袋放在加蓋容器內，然後在容器周圍放置冰塊。如果斷肢污染嚴重，應先用肥皂水和生理鹽水沖洗，再按上述方法保存。嚴禁用冰水直接浸泡離斷肢（指）體，以免凍傷，也不能用任何液體浸泡。

（2）在醫院內，如先要搶救病人生命時，不能立即進行再植手術時，應將離斷肢（指）體進行刷洗和皮膚滅菌，用1%的肝素生理鹽水從動脈端注入沖洗血管，再以適量該肝素生理鹽水注入血管腔內，然後用無菌巾將斷肢（指）包好，置入2～4℃的冰箱內，待全身情況許可時，再施行再植手術。

四、斷肢（指）再植的術前準備

1. 對急診病人，進行詳細入院評估，瞭解受傷原因和時間，現場急救情況斷離肢體保存方法等，迅速進行全身檢查，特別注意有無創傷性休克、顱腦損傷與主要臟器損傷等情況，為制定手術方案提供詳細資料。

2. 止血和全身支持療法：病人接受再植手術，必須有較好的全身條件。及時、足量地輸血、輸液是出血性休克的最好治療措施。

3. 保持呼吸道通暢，呼吸困難的病人，應給予氧氣吸入。

4. 採血標本，化驗血常規、肝腎功能，出凝血時間、血型、配血。留置導尿，作尿常規、尿生化檢查。作心電圖，瞭解心臟功能。

5. 對病人進行心理支持、安慰，護理操作輕巧、敏捷、沉穩，給病人以信心，脫去或剪去創傷部位的衣服，局部清洗、剃毛，以減少感染機會。

6. 通知手術室、麻醉醫師，以及放射科做好術前準備、攝片準備。

7. 配合醫師處理嚴重併發症，不能手術時將斷離肢體妥善保存。

五、斷肢（指）再植術後護理

護理

(一)有發生休克的可能

與失血多、血容量不足而引起低血容量休克，也有可能高平面離斷、缺血時間長，大量毒素吸收而引起中毒性休克。

1. 術後嚴密監測生命體徵，每 10～15 分鐘測量一次脈搏和血壓、留置導尿管，觀察每小時尿量和尿比重，觀察神志和皮膚黏膜色澤的改變，以便及早發現休克跡象。

2. 高平面離斷，還注重觀察有無中樞神經刺激症狀，如神志不清、四肢痙攣、抽搐、口吐白沫、牙關緊閉等。如發生中毒性休克，立即報告醫生，必要時作斷肢離解手術。

3. 發現患肢出血時立即加壓包紮，出血量大時用止血帶止血，並迅速通知醫師，做好手術探查準備。

4. 及時輸血、輸液，以補充血容量，糾正貧血。

5. 禁忌使用血管收縮性升壓藥糾正低血壓，它可造成再植肢（指）體缺血，以及腎臟等重要臟器缺血，增加再植肢（指）體壞死和急性腎衰發生機會。

6. 病人住單獨病房，便於術後觀察護理。室溫保持在

23℃～25℃，每天空氣消毒一次，用物、地面定時用消毒液擦拭，嚴格遵守無菌操作原則，保持室內安靜，室內嚴禁吸菸。

7. 遵醫囑，應用有效抗生素以預防和控制感染。

(二) 有發生急性腎功能衰竭可能，多發生在高位離斷肢體再植，休克未能及時糾正、腎缺血和再植後肢體釋放大量毒素腎中毒所致。這是再植術後最嚴重併發症

1. 術後嚴密監測生命體徵，除觀察有無一般休克徵象以外，還應注意觀察有無神志改變和神經系統體徵。

2 留置導尿，觀察每小時尿量和尿比重，腎衰早期表現為少尿或無尿、尿比重降低，水中毒、高鉀血症、代謝性酸中毒及氮質血症，病人出現噁心、嘔吐、皮膚瘙癢等尿素刺激症狀以及水腫、心律失常及神志改變等。

3. 詳細記錄液體出入量。

4. 監測血鉀、非蛋白氮、尿素氮、血 pH 值、PCO_2 及 HCO_3 等。及早發現異常，防止急性腎功能衰竭。

(三) 再植肢（體）腫脹

1. 靜脈回流不暢引起的腫脹，抬高患肢，稍高於心臟水平，可促使靜脈回流；如果腫脹較重、張力較大，可在肢體遠側多部位切開減壓。術後 8～9 天靜脈側支循環建立後，腫脹可逐漸消退。

2. 檢查分析腫脹原因，如果是再植肢（指）體受壓，及時鬆解包紮敷料，同時觀察有無感染和血腫。

3. 淋巴回流受阻所致的腫脹應抬高患肢，一般在術後2～3 週，淋巴管自行癒合後隨之消退。

4. 對再植肢（指）體使用高血氧、能量合劑、人體白蛋白以及舒筋活血的中草藥等進行治療，可以減輕腫脹。

創傷後應引起腫脹，必要時，沿肢體縱軸切開筋膜減壓或切開指端、指背減壓。

5. 神經再生前肌肉喪失主動運動而影響靜脈回流時，可引起患肢腫脹。除將傷肢抬高外，應進行手法按摩和被動活動，待神經恢復後腫脹可自行消退。

6. 觀察患肢（指）腫脹程度時，做好詳細記錄，一般再植肢（指）體輕微腫脹，可用（-）表示；皮膚腫脹，但皮紋尚存在用（+）表示；皮膚腫脹明顯，皮紋消失用（++）表示；皮膚極度腫脹，皮膚上出現水疱用（+++）表示。

(四)有血管痙攣的可能

1. 寒冷、疼痛的刺激，情緒變化、血容量不足，傷口炎症或血塊刺激等均可引起血管痙攣。因此，室溫應經常保持在 25℃左右，並注意患肢保暖。用 60～100 W 的燈泡照射再植肢（指）體，照射距離為 30～40 cm，局部照射一般持續 7～10 天。

2. 充分止痛。按時給予止痛劑，並觀察用藥後的反應，及時調整用量和時間。

3. 保持病人體位舒適、情緒穩定，並抬高患肢。嚴禁室內吸菸及病人吸菸。

4. 根據醫囑應用解痙藥物，罌粟鹼 30 mg 肌肉注射 6

小時 1 次，或妥拉蘇林 25 mg，肌肉注射 6 小時 1 次。

5. 及時輸血、輸液，糾正血容量不足。

6. 加強心理護理，鼓勵和安慰患者，說明心緒的變化，可影響再植血管發生痙攣，講述成功的病例，增強病人的信心。

7. 嬰幼兒術後護理重點是制動，以免肢（指）體頻繁活動引起血管痙攣和栓塞。雙臂可用外展「飛機型」石膏夾外固定，限制活動，還可採用亞冬眠療法，保持患兒安靜，避免燥動，絕對臥位，各項護理操作輕巧，也可安排在冬眠藥物起作用後進行。

8. 進行毛細血管反流測定，正常時，指壓皮膚後，皮膚毛細血管迅速充盈，在 1～2 秒內恢復，動脈栓塞時返流消失，靜脈栓塞時返流早期增快，後期消失。而不論動脈痙攣或靜脈痙攣，肢（指）體毛細血管返流均不會消失。

(五)有肢（指）體血液循環障礙可能

1. 定期檢查肢（指）體末端顏色、溫度、毛細血管充盈反應，並作詳細記錄。

2. 使用半導體點溫計準確測量肢端皮溫，同時測量健肢相對部位皮溫作對比。在術後數日內，如肢（指）體血循環良好，再植肢（指）體的皮溫常比健側高 0.5～2℃。如皮溫明顯低於健側，則表示動脈供血不足。可用超聲多普勒聽診器檢查肢端動脈，如動脈通暢，能聽到動脈回流聲。

3. 如肢（指）端呈蒼白色，不腫或萎癟，皮溫驟降 3～5℃，脈搏減弱或消失，則表示動脈供血障礙，係動脈痙攣或血栓形成，報告醫生查明原因，行解痙處理。

4. 如肢（指）體腫脹、發紺，表示靜脈回流不足，可將包紮敷料鬆解，並將肢體略抬高，以利靜脈回流，如經上述處理無效，報告醫師檢查是否是靜脈血栓形成，必要時手術解除。

(六)有發生感染的可能

1. 手術前後進行妥善的包紮。儘量在傷後 6 小時內清創，將污染的失去活力的組織徹底清除，早期應用抗生素。

2. 嚴格執行消毒隔離制度，防止交叉感染。

3. 對滲出物應常規作細菌培養和藥敏試驗，選用有效抗生素。

4. 有輕微感染，用抗生素生理鹽水濕敷，充分引流，力爭儘早控制感染。

(七)有發生血管危象的可能

1. 血管危象一般發生在術後 72 小時內，術後 24 小時內尤其多見，動脈危象表現患側肢（指）體皮膚蒼白、灰暗，皮膚皺紋加深，皮溫降低，患肢抬高時皮膚出現花斑；指腹張力下降，癟陷，毛細血管充盈時間延長，脈搏減弱或消失；指端側方切開不出血或緩慢滲出暗紅色血液。

2. 靜脈危象表現：患肢皮膚紫暗，皮紋變淺或消失，皮溫下降，患肢抬高時無花斑；指腹張力增加，豐滿、膨脹，毛細血管充盈時間縮短，脈搏存在；指端側方切口出血活躍，初呈淡紫色，繼之為鮮紅色。

3. 採用防止血管痙攣的一些措施。

4. 一旦出現血管危象的表現，應立即排除血管外壓迫因素，如去除敷料，拆除過緊的縫線等，並加強保暖，使用低分子的右旋糖酐、妥拉蘇林等抗凝、解痙藥物，並補充血容量。1 小時後如不緩解，應果斷進行手術探查。

康復

1. 早期康復措施：

術後 3 週內為軟組織癒合期，康復護理重點是預防和控制血管痙攣和感染為軟組織癒合創造條件。可行超短波、紅外線理療，以改善血液循環，減輕腫脹，促進傷口 1 期癒合。未制動的關節可作輕微的伸屈活動。

2. 中期康復：

自術後 4～6 週開始，為無負荷功能恢複期，重點是預防關節僵直和肌肉、肌腱粘連及肌肉萎縮。此期骨折癒合尚不牢固，應以主動活動為主，練習患肢（指）屈伸、握拳等動作。被動活動時動作要輕柔，並對截斷部位妥善保護。

3. 後期康復：

術後 6～8 週開始，此時骨折已癒合，康復護理重點是促進神經功能的恢復，軟化瘢痕，減少粘連，加強運動和感覺訓練。常用方法有：

（1）理療、局部磁療，超短波理療、紅外線照射。

（2）中藥薰洗。

（3）體療：有主動運動、被動運動、按摩等。被動活動各關節，以增加關節活動度。主動活動應從日常生活需要來進行。如練習分指、對指活動，增加肌力或改進手指變形，可採用握力器、分指板和矯形器練習。

（4）作業練習：當神經再生，再植肢體出現較明主動活動後，除繼續理療、主動和被動功能鍛鍊外，可進行作業練習，如捏球、揀玻璃球、旋動健身球、編織毛線、寫字、繪畫等。動作由簡易到複雜，根據病人的愛好選擇，逐漸增加活動負荷和精確度。

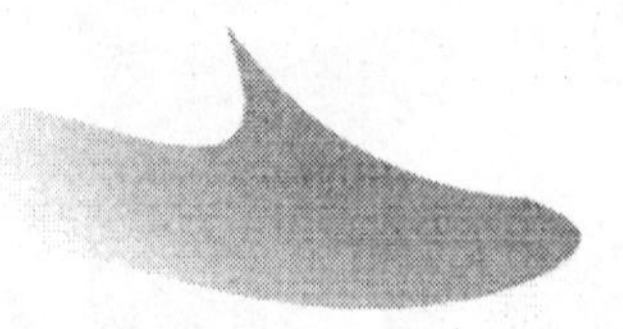

彩色圖解太極武術

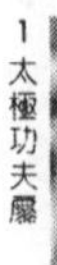
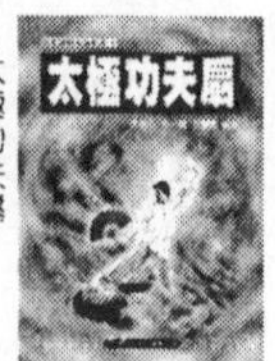

1 太極功夫扇 定價220元

2 武當太極劍 定價220元

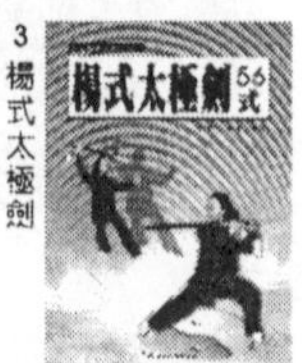

3 楊式太極劍 定價220元

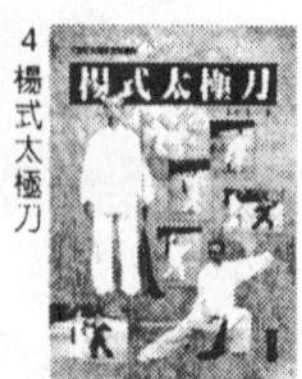

4 楊式太極刀 定價220元

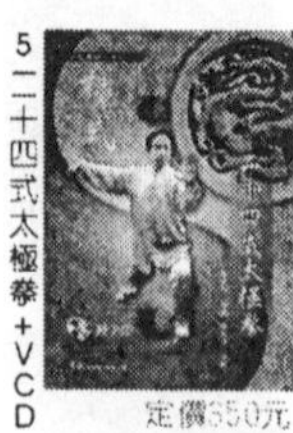

5 二十四式太極拳+VCD 定價350元

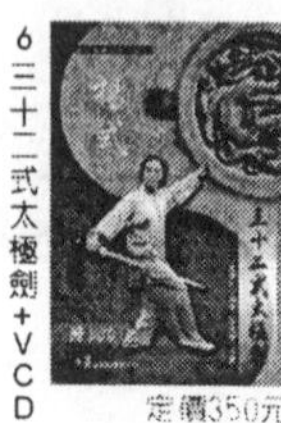
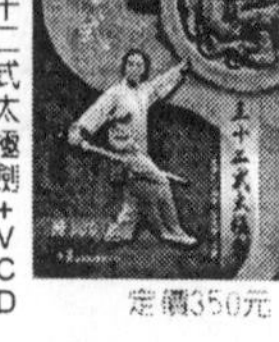

6 三十二式太極劍+VCD 定價350元

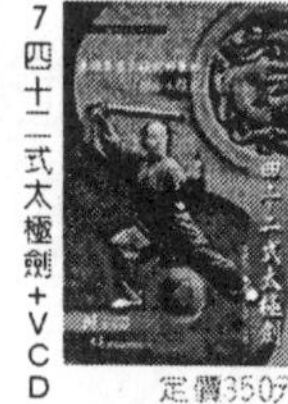
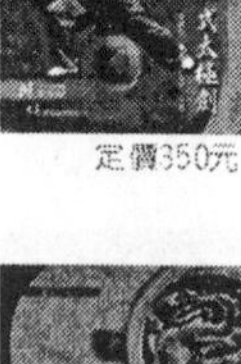

7 四十二式太極劍+VCD 定價350元

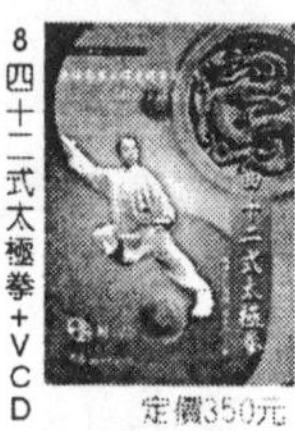

8 四十二式太極拳+VCD 定價350元

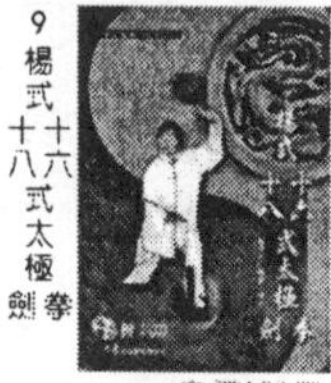

9 楊式十六式太極拳 十八式太極劍 定價350元

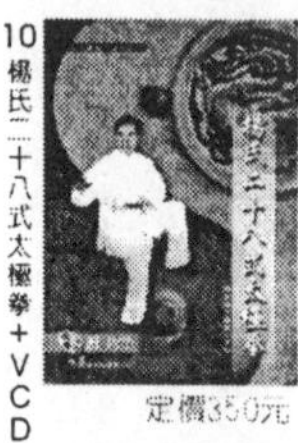

10 楊氏二十八式太極拳+VCD 定價350元

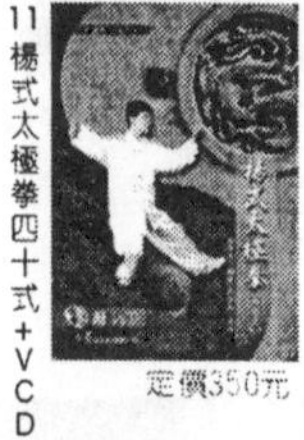

11 楊式太極拳四十式+VCD 定價350元

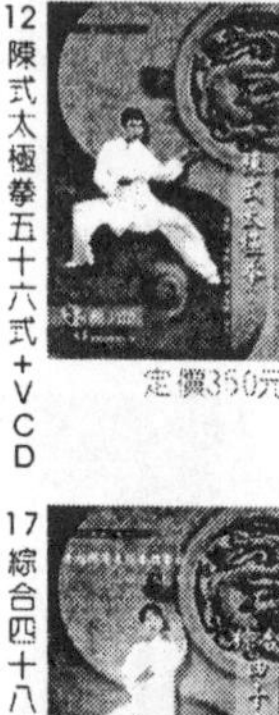

12 陳式太極拳五十六式+VCD 定價350元

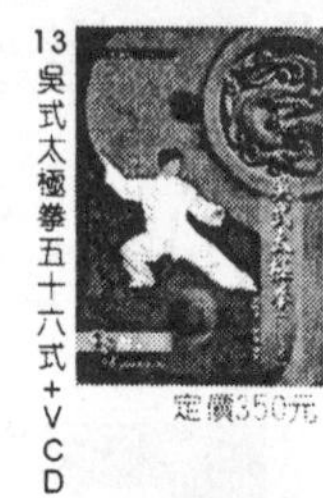
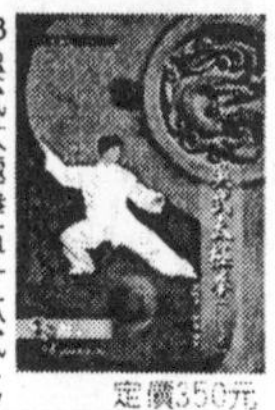

13 吳式太極拳五十六式+VCD 定價350元

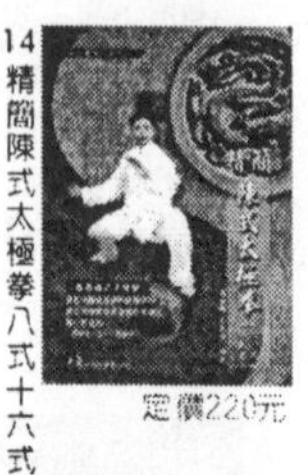

14 精簡陳式太極拳八式十六式 定價220元

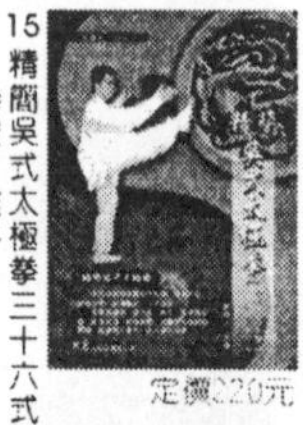

15 精簡吳式太極拳三十六式 拳架・推手 定價220元

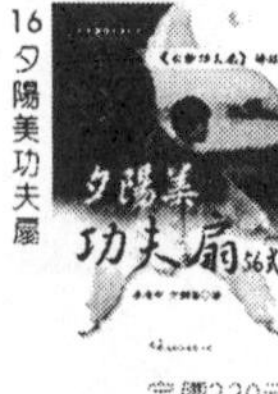

16 夕陽美功夫扇 定價220元

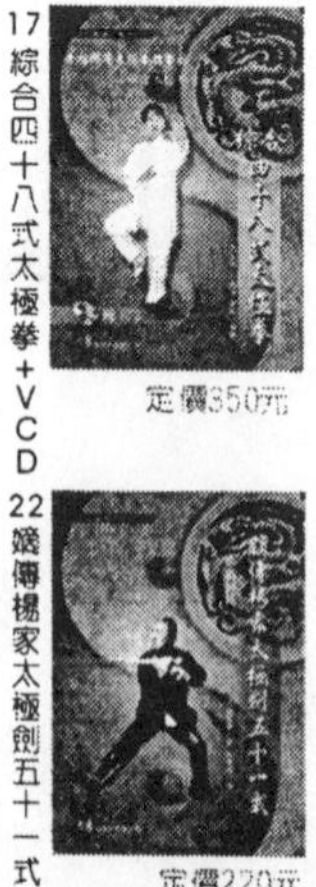

17 綜合四十八式太極拳+VCD 定價350元

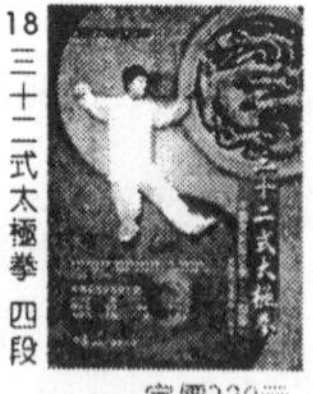

18 三十二式太極拳 四段 定價220元

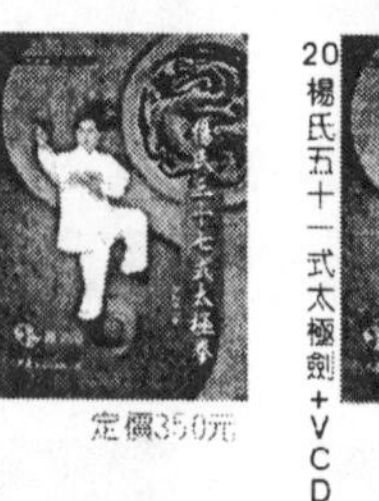

19 楊式三十七式太極拳+VCD 定價350元

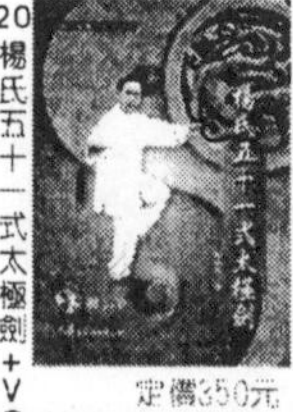

20 楊氏五十一式太極劍+VCD 定價350元

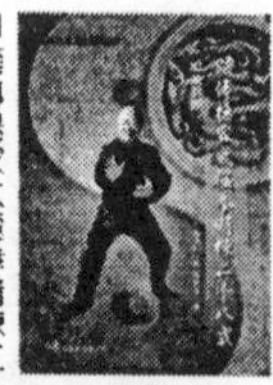

21 嫡傳楊家太極拳精練二十八式 定價220元

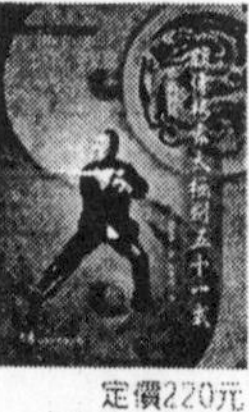

22 嫡傳楊家太極劍五十一式 定價220元

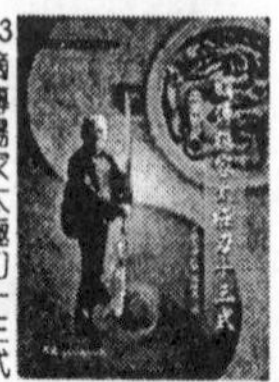

23 嫡傳楊家太極刀十三式 定價220元

養生保健 古今養生保健法 强身健體增加身體免疫力

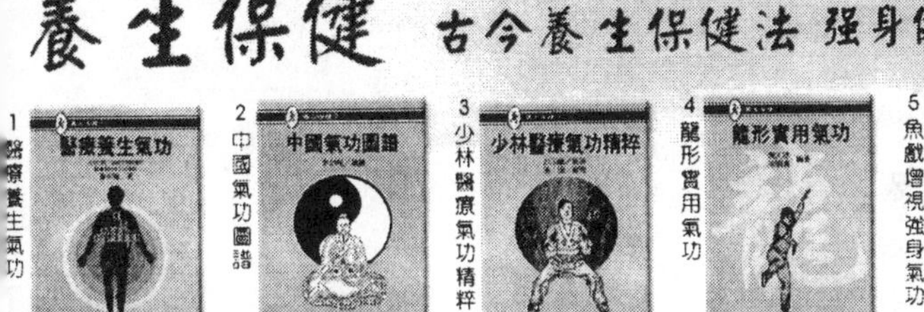

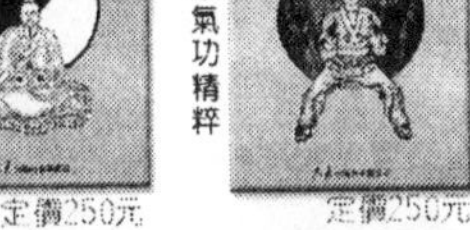

- 1 醫療養生氣功 定價250元
- 2 中國氣功圖譜 定價250元
- 3 少林醫療氣功精粹 定價250元

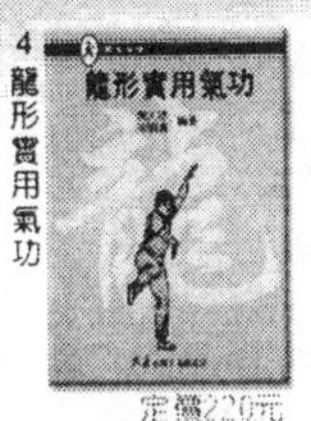

- 4 龍形實用氣功 定價220元

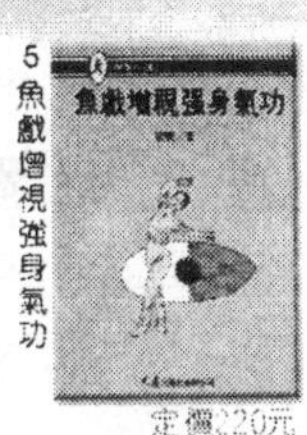

- 5 魚戲增視強身氣功 定價220元

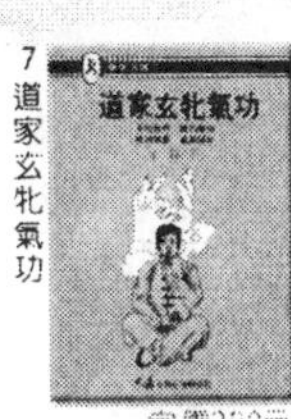

- 7 道家玄牝氣功 定價200元

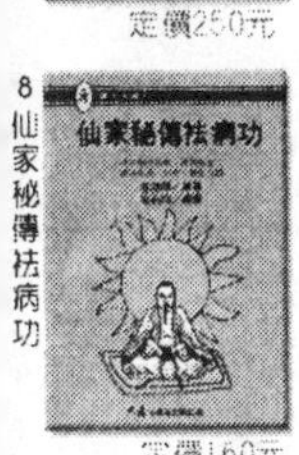

- 8 仙家秘傳袪病功 定價160元

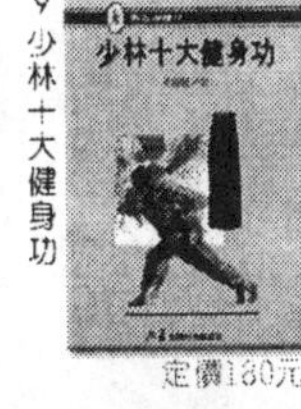

- 9 少林十大健身功 定價180元

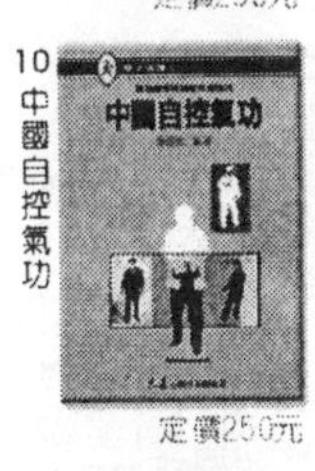

- 10 中國自控氣功 定價250元

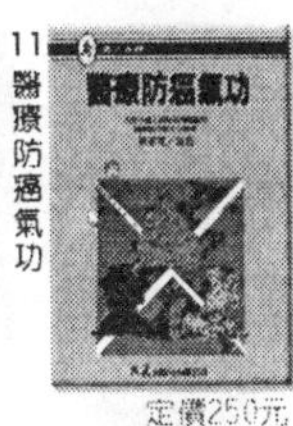

- 11 醫療防癌氣功 定價250元

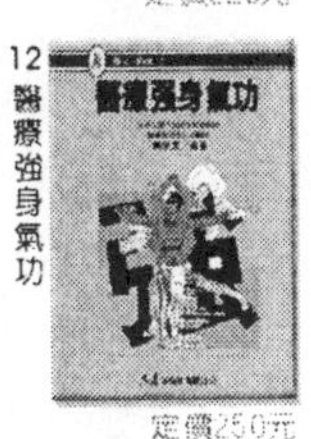

- 12 醫療強身氣功 定價250元

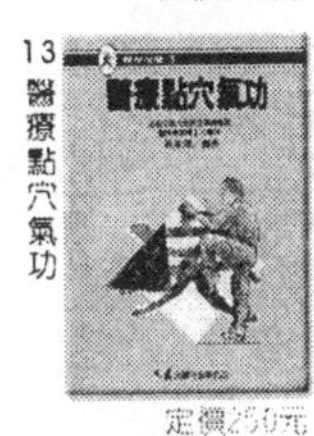

- 13 醫療點穴氣功 定價250元

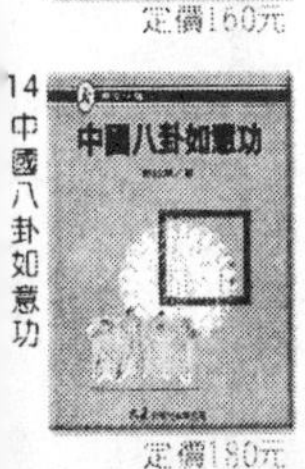

- 14 中國八卦如意功 定價180元

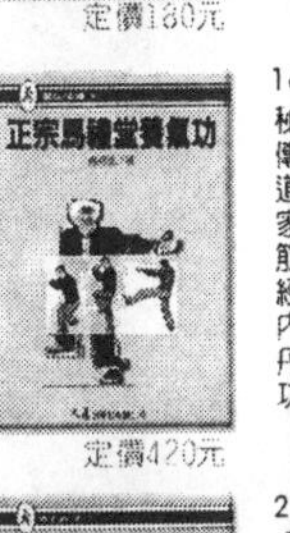

- 15 正宗馬禮堂養氣功 定價420元

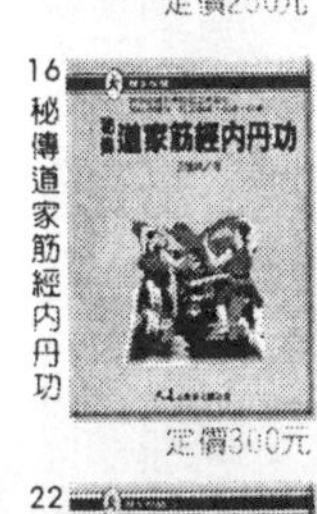

- 16 秘傳道家筋經內丹功 定價300元

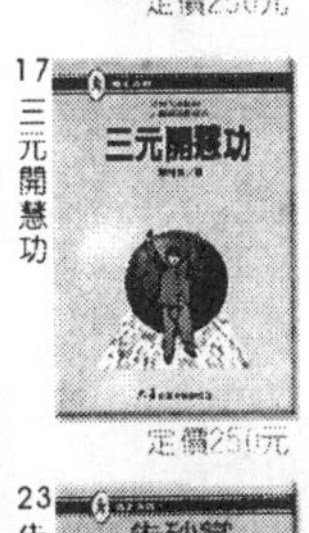

- 17 三元開慧功 定價250元

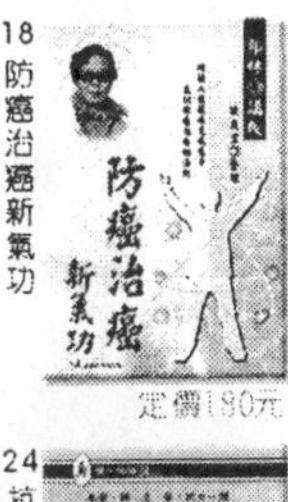

- 18 防癌治癌新氣功 定價180元

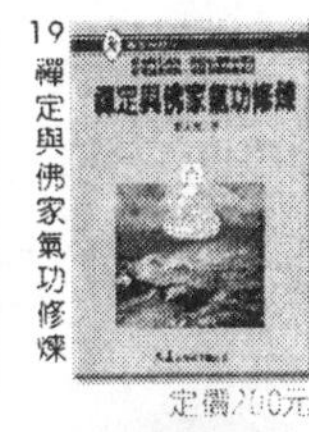

- 19 禪定與佛家氣功修煉 定價200元

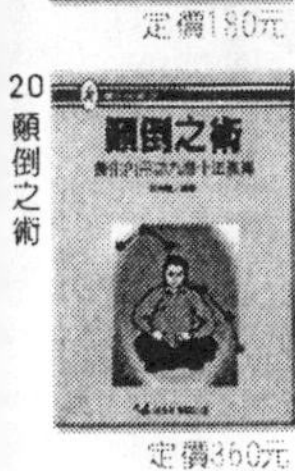

- 20 顛倒之術 定價360元

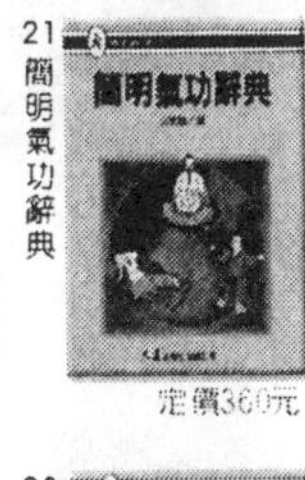

- 21 簡明氣功辭典 定價360元

- 22 八卦三合功 定價230元

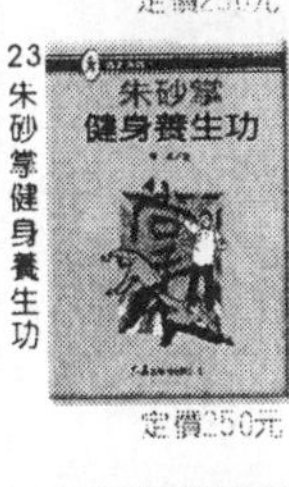

- 23 朱砂掌健身養生功 定價250元

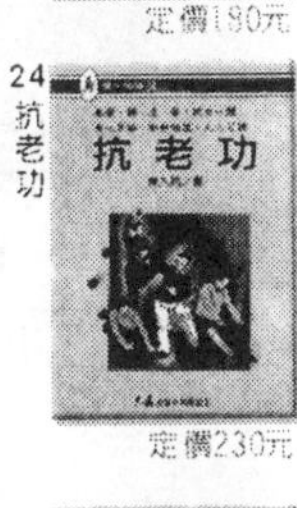

- 24 抗老功 定價230元

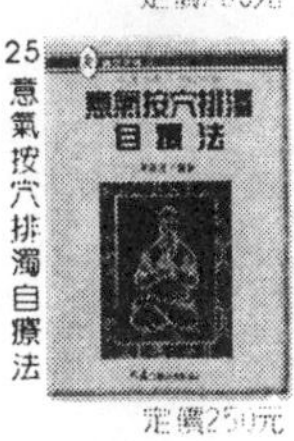

- 25 意氣按穴排濁自療法 定價250元

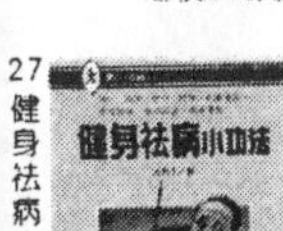

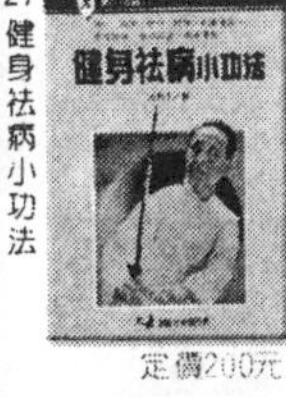

- 27 健身祛病小功法 定價200元

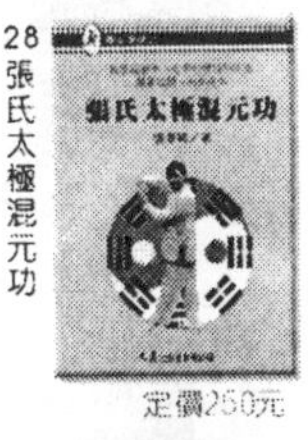

- 28 張氏太極混元功 定價250元

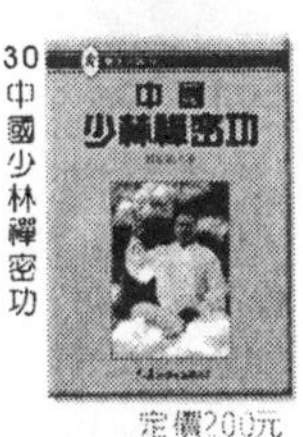

- 30 中國少林禪密功 定價200元

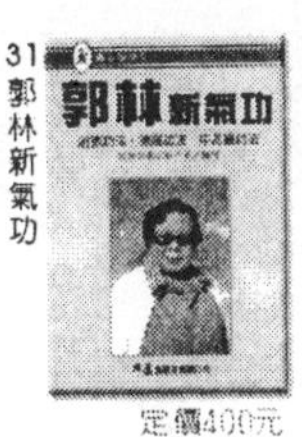

- 31 郭林新氣功 定價400元

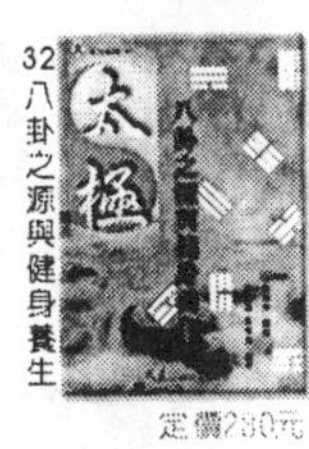

- 32 八卦之源與健身養生 定價280元

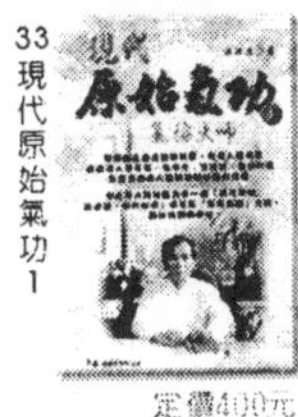

- 33 現代原始氣功1 定價400元

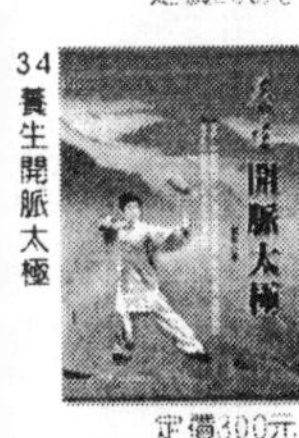

- 34 養生開脈太極 定價300元

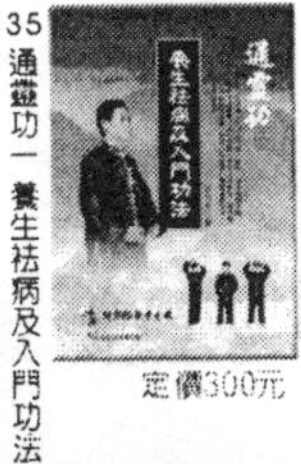

- 35 通靈功一養生祛病及入門功法 定價300元

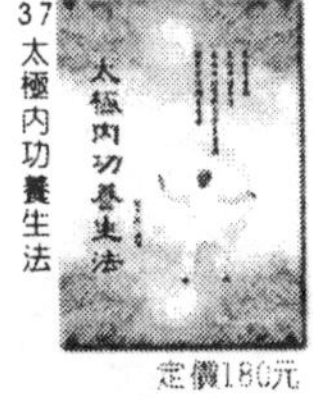

- 37 太極內功養生法 定價180元

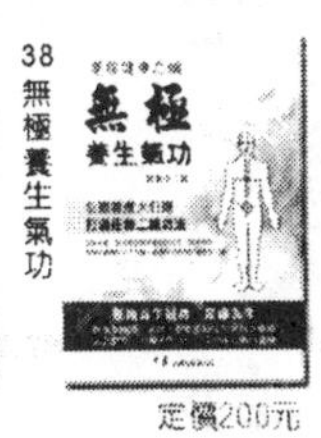

- 38 無極養生氣功 定價200元

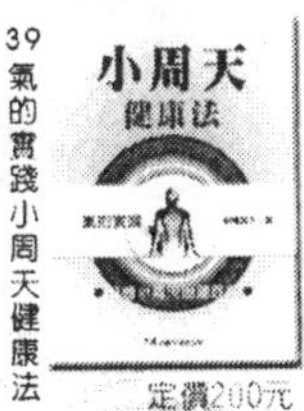

- 39 氣的實踐小周天健康法 定價200元

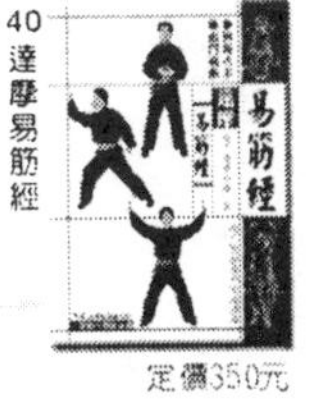

- 40 達摩易筋經 定價350元

太極跤

1 太極防身術

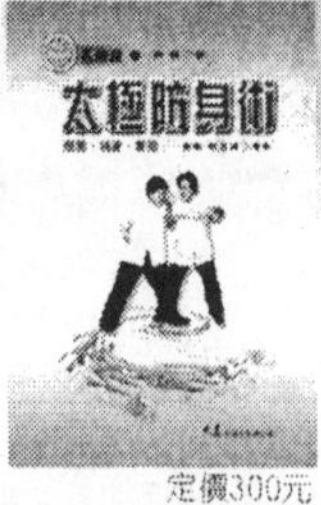

定價300元

2 擒拿術

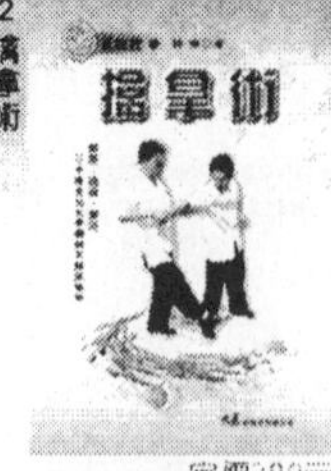

定價280元

3 中國式摔角

定價350元

簡化太極拳

1 陳式太極拳十三式

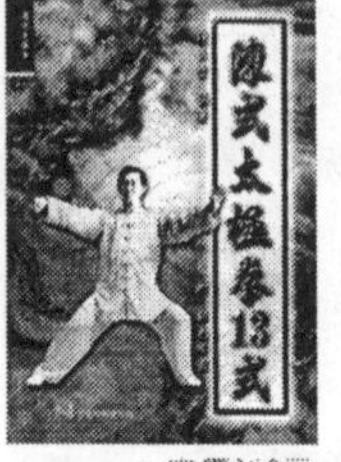

定價200元

2 楊式太極拳十三式

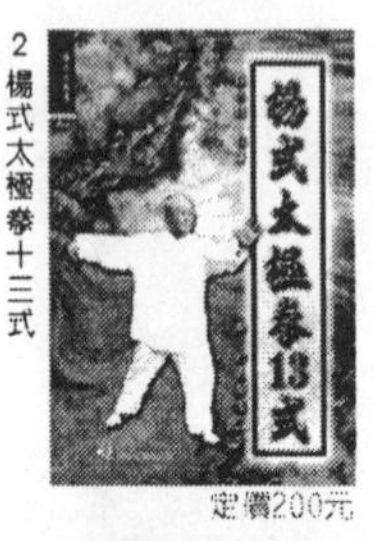

定價200元

3 吳式太極拳十三式

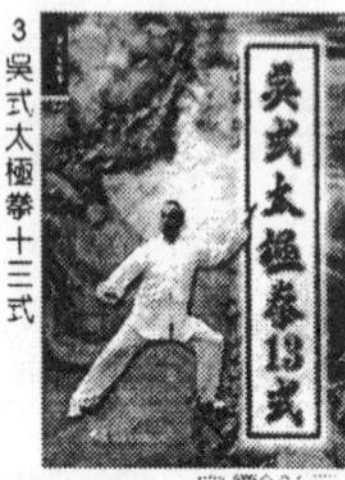

定價200元

4 武式太極拳十三式

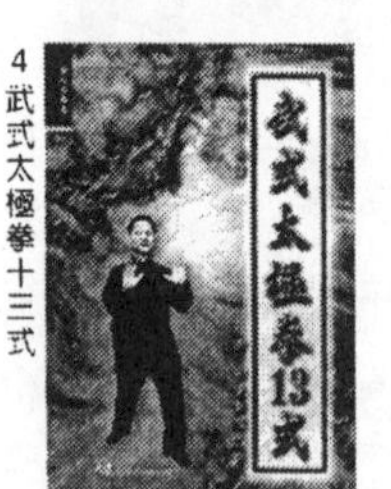

定價200元

5 孫式太極拳十三式

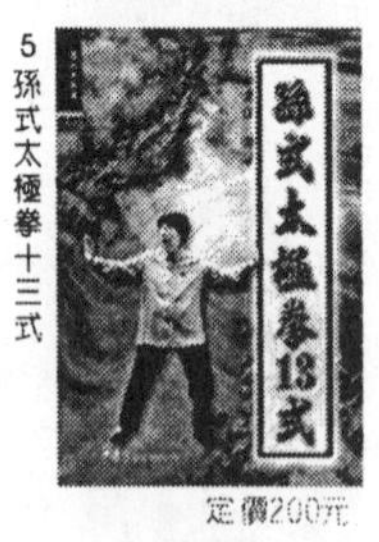

定價200元

6 趙堡太極拳十三式

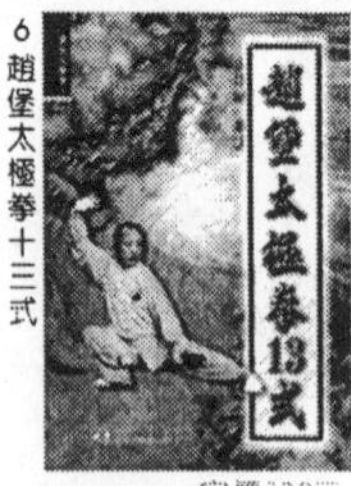

定價200元

原地太極拳

1 原地綜合太極二十四式

定價220元

2 原地活步太極四十二式

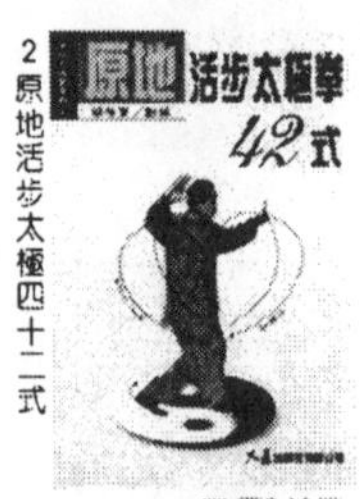

定價200元

3 原地簡化太極拳二十四式

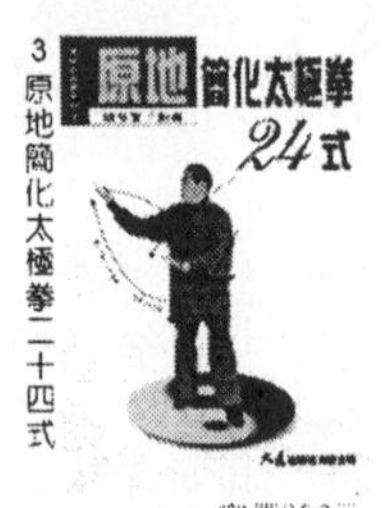

定價200元

4 原地太極拳十二式

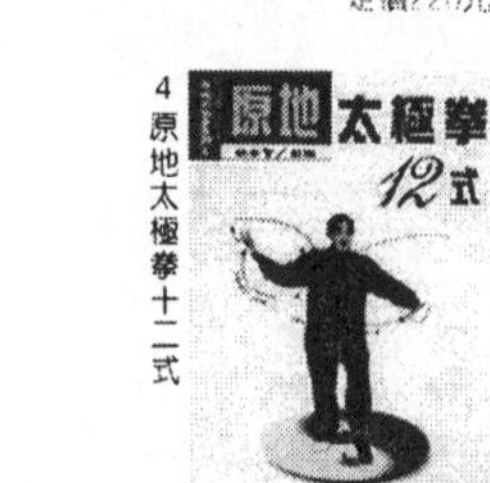

定價200元

5 原地青少年太極拳二十二式

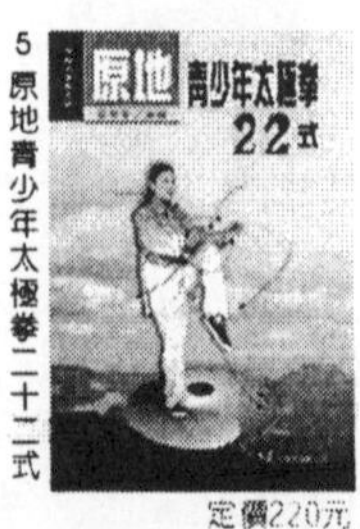

定價220元

6 原地兒童太極拳十捶十六式

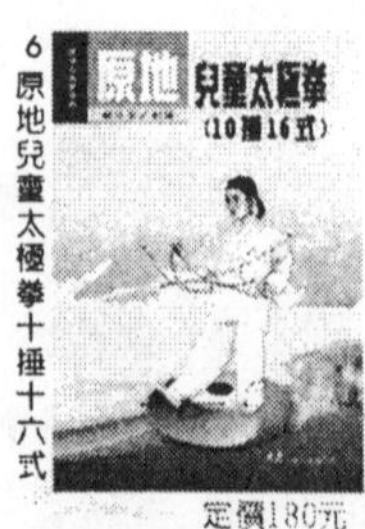

定價180元

健康加油站

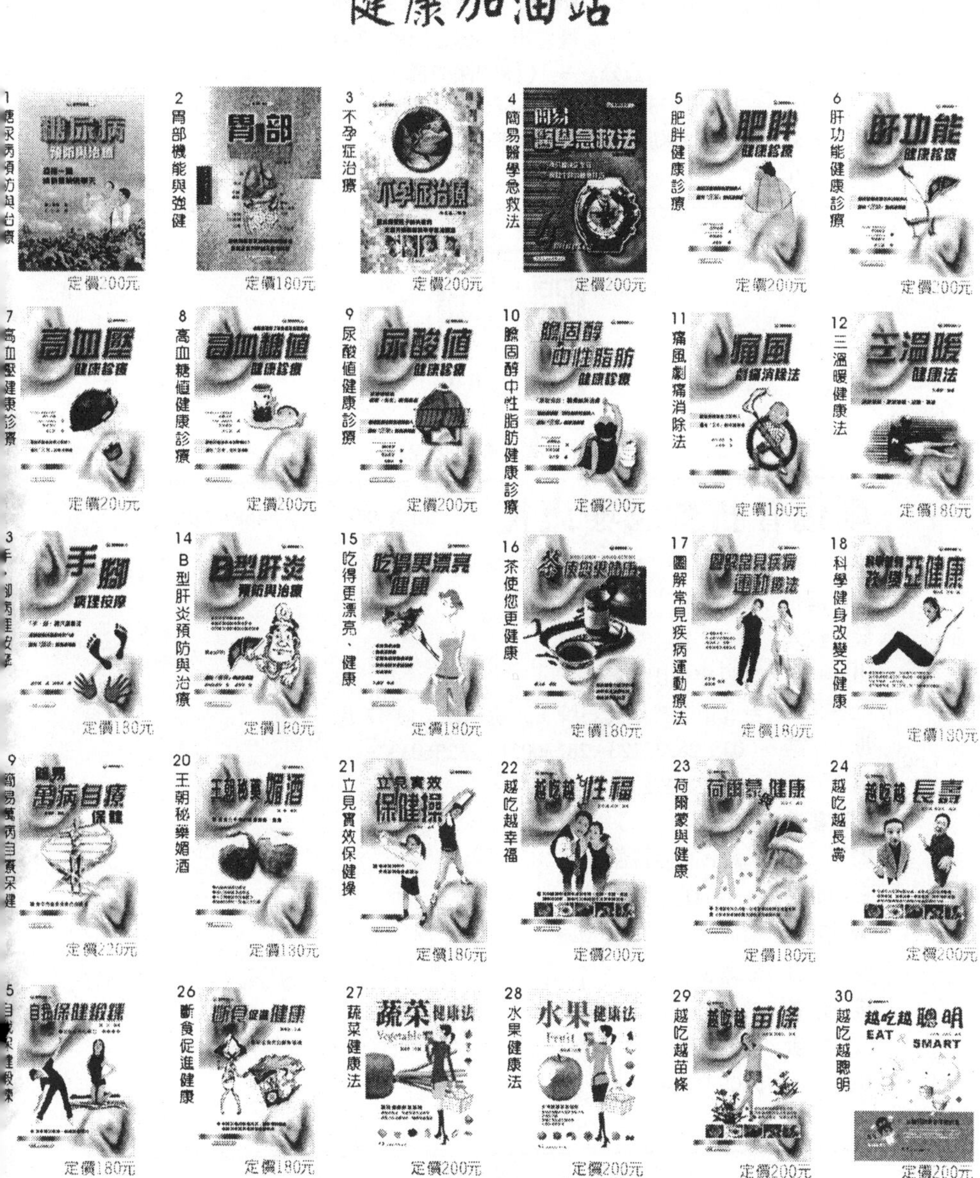

1 糖尿病預防與治療 定價200元
2 胃部機能與強健 定價180元
3 不孕症治療 定價200元
4 簡易醫學急救法 定價200元
5 肥胖健康診療 定價200元
6 肝功能健康診療 定價200元
7 高血壓健康診療 定價200元
8 高血糖値健康診療 定價200元
9 尿酸値健康診療 定價200元
10 膽固醇中性脂肪健康診療 定價200元
11 痛風劇痛消除法 定價180元
12 三溫暖健康法 定價180元
3 手、腳病理按摩 定價180元
14 B型肝炎預防與治療 定價180元
15 吃得更漂亮、健康 定價180元
16 茶使您更健康 定價180元
17 圖解常見疾病運動療法 定價180元
18 科學健身改變亞健康 定價180元
9 簡易萬病自療保健 定價220元
20 王朝秘藥媚酒 定價130元
21 立見實效保健操 定價180元
22 越吃越幸福 定價200元
23 荷爾蒙與健康 定價180元
24 越吃越長壽 定價200元
5 自我保健鍛鍊 定價180元
26 斷食促進健康 定價180元
27 蔬菜健康法 定價200元
28 水果健康法 定價200元
29 越吃越苗條 定價200元
30 越吃越聰明 定價200元

國家圖書館出版品預行編目資料

創傷骨折救護與康復／鍾杏梅　操少榮　李文軍　主編
——初版，——臺北市，品冠文化，2009〔民98.06〕
面；21公分——（休閒保健叢書；12）
ISBN 978-957-468-686-5（平裝）
1.骨折　2.骨科護理　3.復健護理
416.67　　98005841

創傷骨折救護與康復　ISBN 978-957-468-686-5

主　　編／鍾杏梅　操少榮　李文軍
責任編輯／吳　玲
發 行 人／蔡孟甫
出 版 者／品冠文化出版社
社　　址／台北市北投區（石牌）致遠一路2段12巷1號
電　　話／（02）28233123·28236031·28236033
傳　　眞／（02）28272069
郵政劃撥／19346241
網　　址／www.dah-jaan.com.tw
E-mail／service@dah-jaan.com.tw
承 印 者／傳興印刷有限公司
裝　　訂／建鑫裝訂有限公司
排 版 者／弘益電腦排版有限公司
授 權 者／湖北科學技術出版社
初版1刷／2009年（民98年）6月

定　價／220元

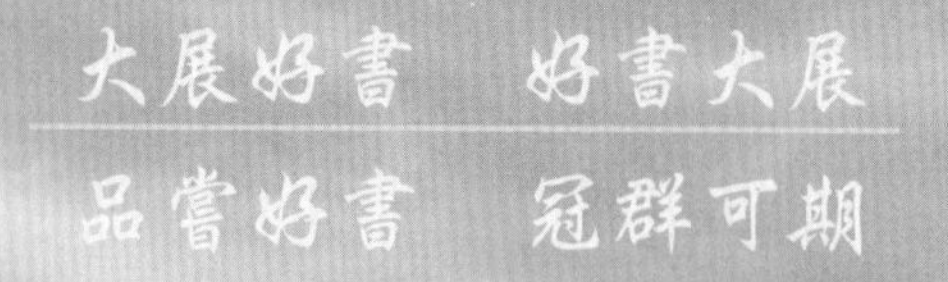
大展好書　好書大展
品嘗好書　冠群可期

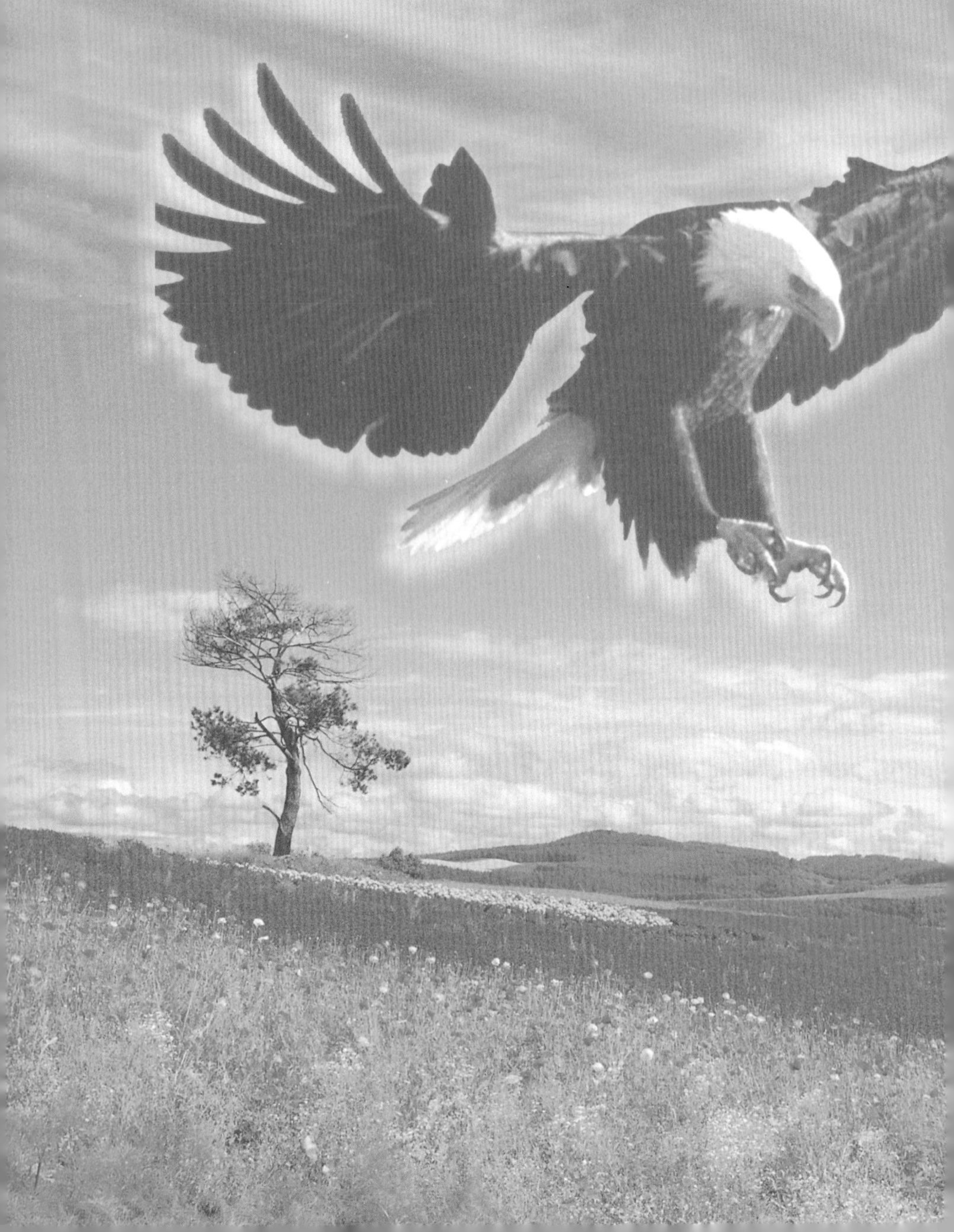

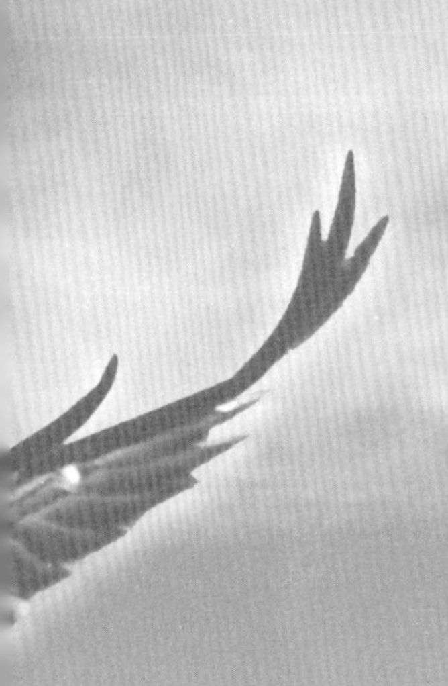